1日5分 動画を見るだけ!

認知症予防 速読脳トレ®

KURE Method
速読脳トレコンサルタント
呉 真由美

検証:奈良学園大学
辻下守弘教授

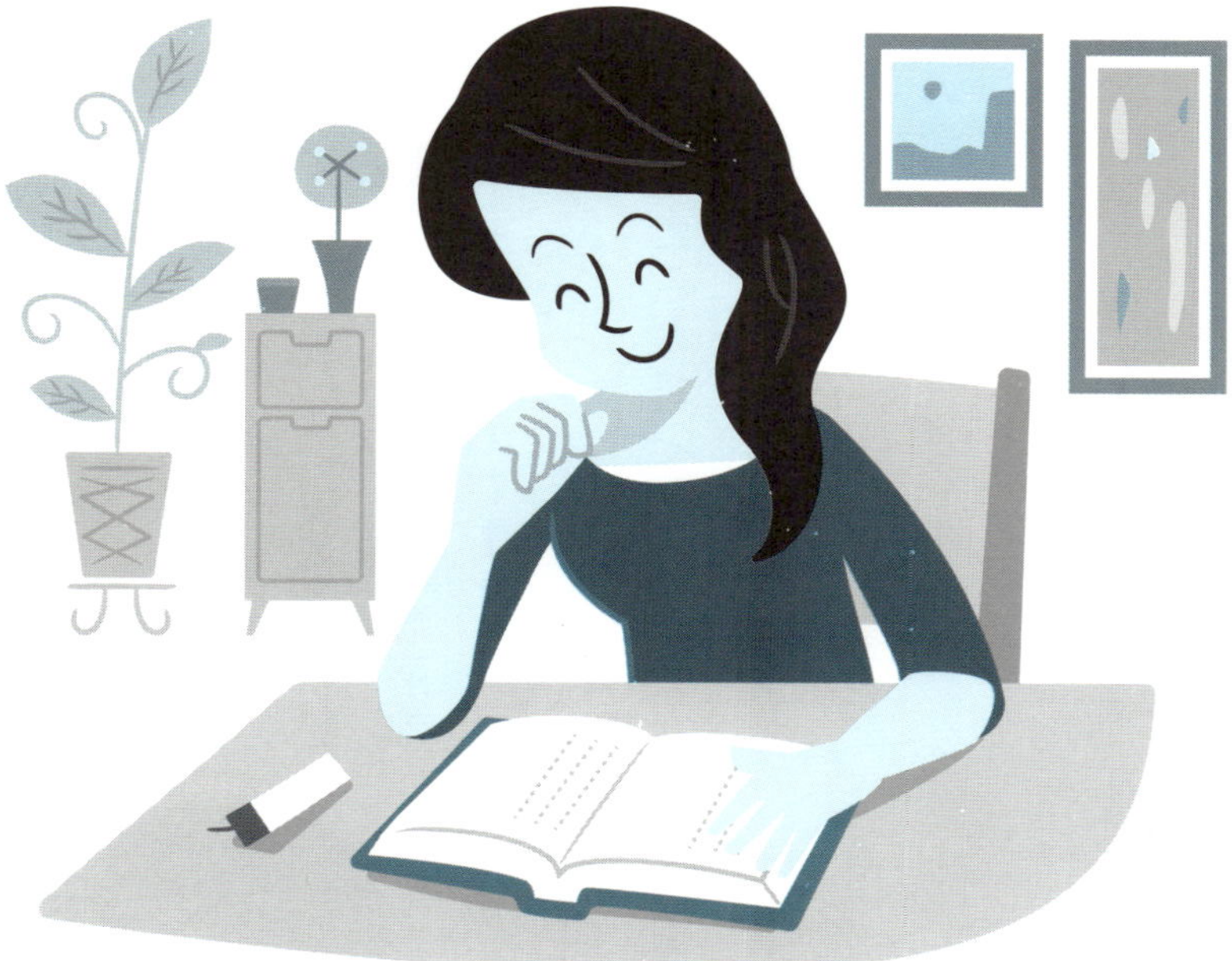

扶桑社

まえがき

速読脳トレは誰にでも簡単に始められます

「速読脳トレ」とは、速読の手法（ＫＵＲＥ Ｍｅｔｈｏｄ）を用いて脳を活性化するトレーニングです。それは、本を速く読む練習をするわけではありません。脳が活性化されて処理能力が上がるので、自然に本が速く読めるようになるのです。

脳が活性化すると、読書に限らず、スポーツでも仕事でも、日常生活のあらゆるシーンで、これまでできなかったことがいつの間にかできるようになっています。

これまで私はプロのアスリートをはじめ、サッカー、バスケットチームなど運動部の学生の選手たち、会社の経営者、お医者さん、シニア世代の人など、さまざまな分野の方に速読脳トレを行ってきました。

速読脳トレの講師歴は23年になります。誰でも時速１５０㎞の球が打てると、テレビでもたびたび取り上げられたので、ご覧になった方もいらっしゃるかもしれません。

みなさんそれぞれの分野で飛躍的な活躍をするようになり、目標をクリアしていますが、それと同時にある共通した変化を遂げています。

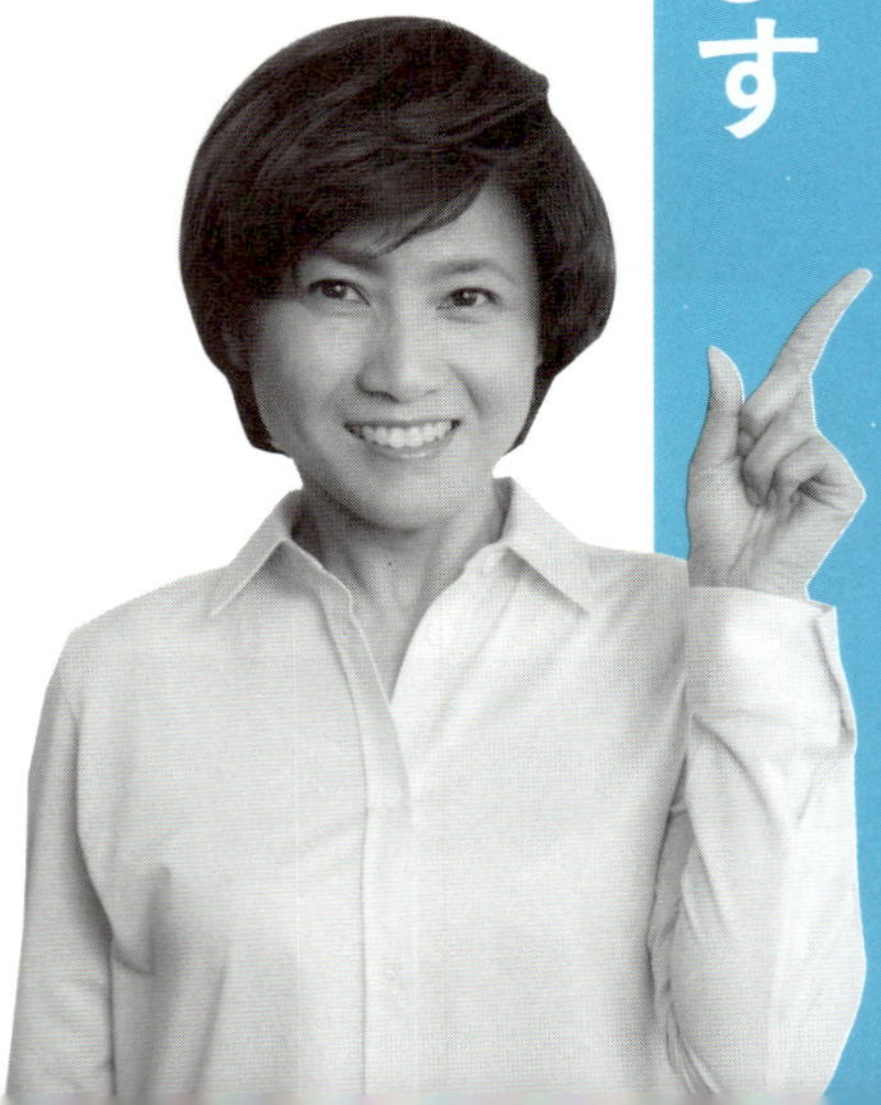

それはこのトレーニングを受けた人たちが「元気で健康になる」ことです。たとえば風邪をひかなくなったとか、疲れにくくなるといった変化が起こるほか、ケガや病気の治りが格段に早くなるといった効果を感じる人が多いのです。最近ではアンチエイジングやリハビリの効果がアップしたという声もいただいています。私は60代～１００歳の方々が通われるシニアクラスの速読脳トレ教室も主宰していますが、そこでレッスンを受けているみなさんは若々しく元気そのもの。「毎日が楽しくてしかたがない」と嬉《うれ》しそうに話してくれます。

さらに医療や介護の現場に取り入れてみたところ、認知症やさまざまな症状が改善したという声をいただいています。

どんなに厳しいトレーニングなのかと思う人も多いと思いますが、トレーニングの内容はいたって簡単。

１日たった５分間「流れる文字」の動画を見るだけなのです。

だからこそ速読脳トレは子どもから１００歳を超えた高齢者まで、誰もが気軽に始められます。脳の活性化に年齢は関係ありません。脳が活性化すると、気持ちも体も若返り、毎日を元気で過ごせるようになるでしょう。

今、ちまたではたくさんの脳トレ本が出版されています。それだけ、ご自身や家族の認知症や老化が心配で、関心が高いのだと思います。老化防止、認知症の予防にも、この速読脳トレは効果的だと私の経験から自信をもっておすすめできます。どうぞ家族みなさんでトライしてみてください。

本書は 2017 年刊『１日５分！脳波で実証！ 物忘れ＆認知症予防 速読脳トレ®』に加筆修正を加えた改訂版です。DVD 及び QR 動画の内容は前著と同じです。

もくじ

やってみよう、速読脳トレ

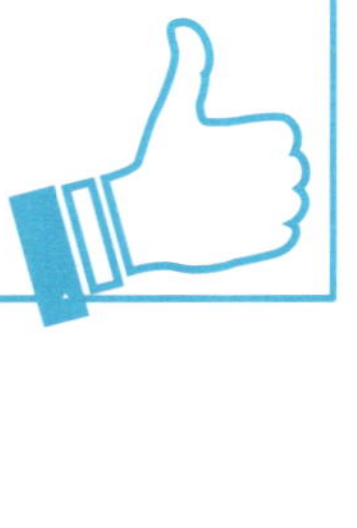

速読脳トレ　実践者からの主な声

- 頭がすっきりする
- 笑顔が増え、気持ちが明るくなる
- やる気、意欲が湧く
- 処理能力がアップする
- 仕事や家事などの段取りがよくなる
- ここぞというときのふんばりがきく
- 風邪をひかなくなる

ケガの治りが早い

睡眠の質がよくなる

疲れにくくなる

老眼・視力が改善される

物忘れが少なくなる

なんだかいつも体調がいい

記憶力がよくなる

認知症の予防

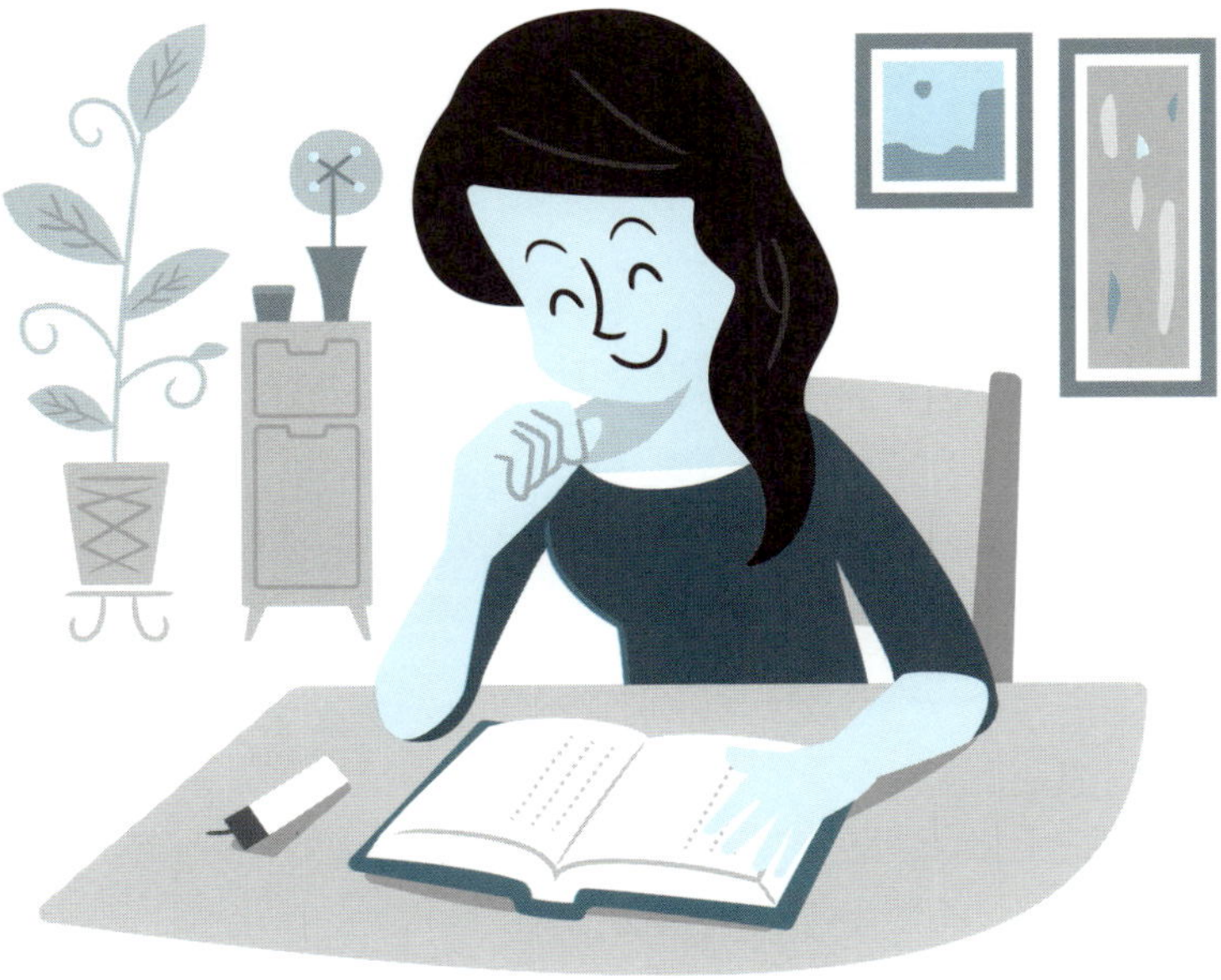

生活面のいろんなことに効果があります

実際に速読脳トレを続けている人に聞きました

もう何年も
病院に
行っていません

（74歳・女性・専業主婦）

ボーっとすることが減り、
意欲が湧くように
なりました。60歳で
ゴルフを始めました！

（61歳・女性・会社員）

シワが
減った

（46歳・女性・会社員）

人見知りだったのに、
コミュニケーション力
がアップ！
会話がはずむように

（51歳・女性・専業主婦）

夕飯の3〜4品の
料理を15分くらいで
作れるように
なりました

（72歳・女性・専業主婦）

ギターが
うまくなった

（50歳・男性・会社員）

「老眼鏡を使わなくなった」

（51歳・男性・会社員）

孫の相手がおっくうでなくなった。長時間一緒に遊んであげられるようになった

（75歳・女性・専業主婦）

覚えたての麻雀で勝てるようになり、毎日楽しくてしかたない

（72歳・女性・専業主婦）

「早起きできるようになった」

（50歳・男性・会社員）

「実年齢より10歳以上、若く見られる」

（61歳・女性・会社員）

事務処理の時間が短くてすむようになった

（28歳・女性・会社員）

認知症・リハビリでも目を見はる改善事例が！

主治医が驚くほど症状がよくなった！

小学生サッカーチームの子どもたちのケガの治りが早くなった

プロサッカー選手が、骨折で全治８週間と診断されたが４週間で試合に復帰できた

認知症による徘徊《はいかい》や問題行動が落ち着いた

大ヤケドを負い、寝たきりになるかもと思われたおじいさんが１か月で歩いて元気に退院

3年間、名前を覚えてくれなかった認知症のおばあちゃんに名前を呼ばれた

寝たきりの人が４か月で歩行器を使い、歩けるようになった

通常は上がることのない認知症判定テストの点数が、正常値まで上がった

認知症のおばあちゃんがぬり絵ができるようになった

スポーツ選手へのレッスンで速読脳トレがケガの治りを早くすることは知っていました

私が速読脳トレのレッスンをしているスポーツ選手の場合、Jリーグの選手が大事な試合でゴールを決めるようになったり、プロ野球の投手の勝ち星が増えたりなど、その効果はわかりやすく数字にあらわれます。また、数字であらわしにくいことでも、仕事上の成績や効率がアップしたり、趣味の絵や楽器の腕前が上がったりするほか、気持ちが前向きになるといったメンタル面での効果もあります。

その一方で、ヘルスケアに関する効果があることも以前から気づいていました。

私が指導する選手たちから、「体が疲れにくくなった」とか、「体調がよくなり気持ちも前向きになった」という感想をよく聞いていました。それと同時に、ケガの治りが早くなることも、私が指導するスポーツ選手たちの実例から知っていたのです。

ある日本を代表する選手は、鎖骨骨折で全治8週間と診断されたのですが、その半分の4週間で試合に復帰したこともありました。しかも手術の傷口がふさがるのが通常の日数の半分くらいとても早く、医師に驚かれたそうです。こうした事例がたくさんあることから、速読脳トレがケガや病気にも効果を発揮することは、私にとって当然のことでした。

ここ数年で、速読脳トレがリハビリや介護の医療現場でも効果があることもわかってきました。速読脳トレのインストラクター資格を持つ理学療法士が、介護やリハビリの現場に速読脳トレを取り入れたところ、要介護の人や重い認知症を患った人、あるいは重篤《じゅうとく》な病気で後遺症が残り、リハビリが必要な人たちの症状に驚異的な回復や改善が見られたとの報告を受けたのです。

ひとつの入院病棟の中で、速読脳トレを取り入れた患者さんだけが、突出した変化を見せたということです。現在の医学では、認知症は進行のスピードを緩めることはできても、改善はできないというのが定説でしたが、速読脳トレは医療分野の常識をも覆す可能性があるのです。

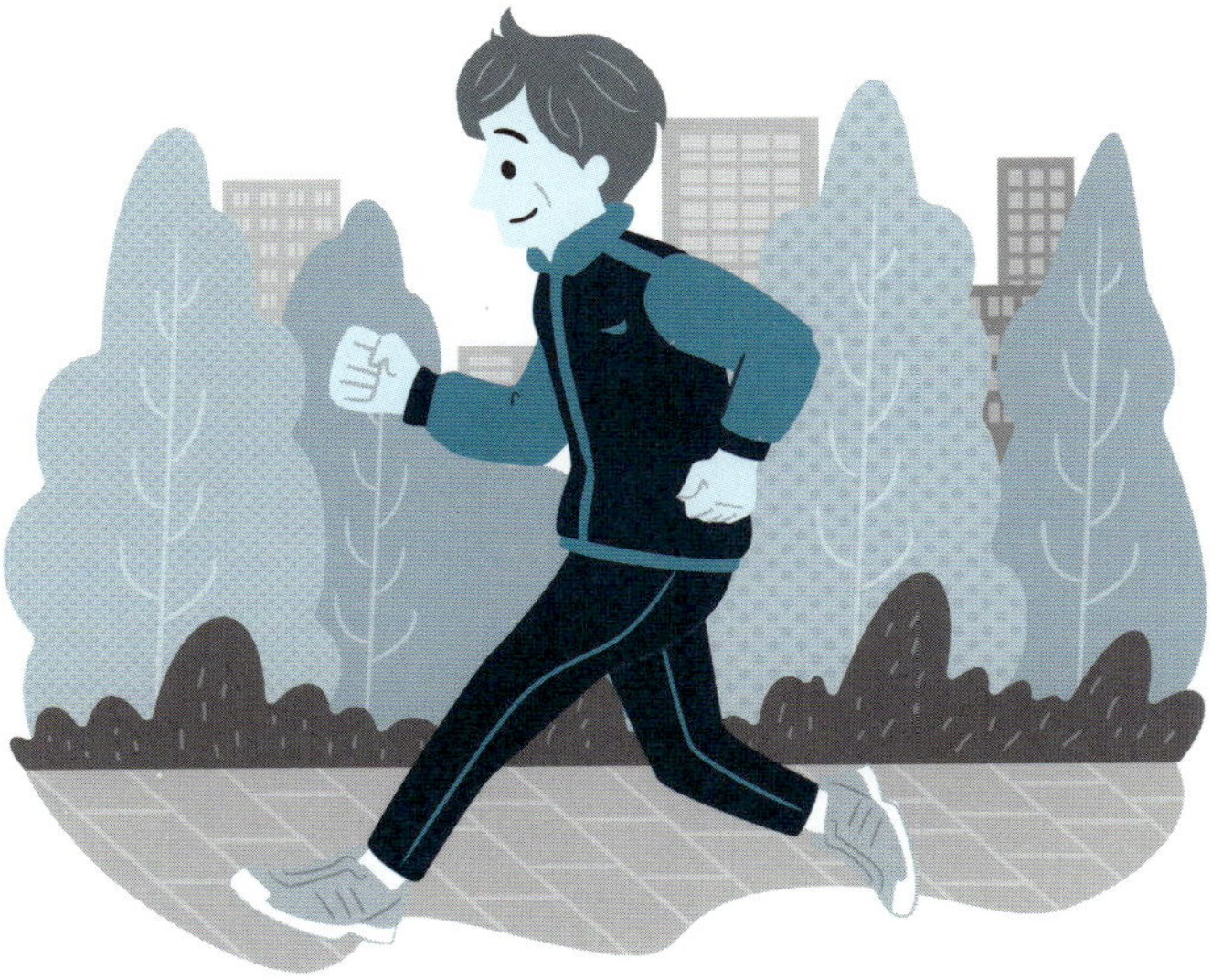

解説

脳の疲れが体の疲れ。脳がすべてを決める！

なぜ、速読脳トレが心と体に変化をおよぼすのでしょう？　認知症が改善したり、病気やケガの回復が早くなったりするのはなぜでしょう？　その理由は「脳の活性化」にあります。

たとえばパソコンは、処理能力以上の情報を入れるとフリーズしてしまいます。ずっと使っていると動作も遅くなりますよね。そこで買い替えたりカスタマイズしてバージョンアップすると、情報の処理速度が上がったり、それまではできなかった作業ができるようになります。

脳の活性化も同じイメージです。脳はもともと高い情報処理能力を持っていますが、これまで以上の情報量を送り込むことで、自らバージョンアップしてくれるのです。情報が楽に処理できるようになり、これまでできなかったことができるようになります。これが〝脳が活性化された状態〟です。

パソコンをバージョンアップしたとき、専門家でなければ何がどう変わったか仕組みを理解できている人は少ないと思います。それより使ってみることで「速くなった！」とか「便利になった！」と確認しますよね。脳もそういうことだと私は考えています。

速読脳トレで脳が活性化した状態を経験すれば、バージョンアップしたときの効果を身をもって感じてもらえるはずです。脳が活性化し、「いつの間にか調子がいい」ことも実感できると思います。

運動も仕事も勉強も、大もとをたどれば脳の働きです。そして健康にも、脳の状態が影響しているのです。速読脳トレを始めた人の多くは、「風邪をひかなくなった」とか「頭がすっきりする」と言います。

ところが人は日常生活を送るうえで、体や心の調子は気にしても、〝脳をいい状態に〟と考える人はほとんどいません。

疲れたらマッサージをしたり、温泉に浸《つ》かったり、たっぷり睡眠をとるなど、体を休ませようとします。仕事で成果を出したいとか、もっとスポーツで成果を出したいという人は、残業をしたり、ジムで体を鍛えたりしていますが、脳のことはほったらかしですよね。でも、人が体を使って行うすべてのことは、脳の状態の影響を受けているのです。

脳がもともと持っている脳力を発揮すれば、体の調子も整います。それだけでなく、ケガをしたり、病気になったときにも、あまりひどくならず、回復が早くなったりすることがあるわけです。

私は、寝たきりのご老人がわずかの期間で起き上がって歩けるようになったり、認知症の人が正常な状態に戻ったりすることも、脳の活性化と深くかかわっていると考えています。

私は医学の専門家ではないので、その科学的な因果関係については、今後の科学や医学の進歩で解き明かしてもらうしかありません。ただ、速読脳トレは、認知症の人であっても、脳梗塞などで重い後遺症を抱えている人であっても、実践すれば少なからず快方に向かうと、これまでの私の経験から知っています。

高齢者の方でも毎日続けていれば、体の健やかさがキープできるでしょう。記憶力や言語機能がよみがえったり、運動や歩行が楽になっていきます。それだけではありません。速読脳トレで、肌にハリやツヤが出てきたという人も多いのです。実際にシニアクラスの人たちはみなさん、実年齢より10歳以上若く見られるとおっしゃっています。それも脳が人間の活動すべての大もとになっていると思えば、当然ですよね。

反対に10代、20代の若い人でも脳が疲れていれば、元気がなかったり、風邪をひいたり、長時間寝ても疲れがとれない状態になってしまいます。健康は実年齢ではなく脳の状態が大きくかかわっていると言えそうです。

速読脳トレは、簡単な目のストレッチと、1日にたった5分、DVDで流れる文字を見るだけ。それだけで脳が活性化します。それを毎日、継続することで、脳がバージョンアップし、常に脳が本来持つ脳力を発揮できる状態になります。みなさんも速読脳トレで、脳から健康になりましょう！

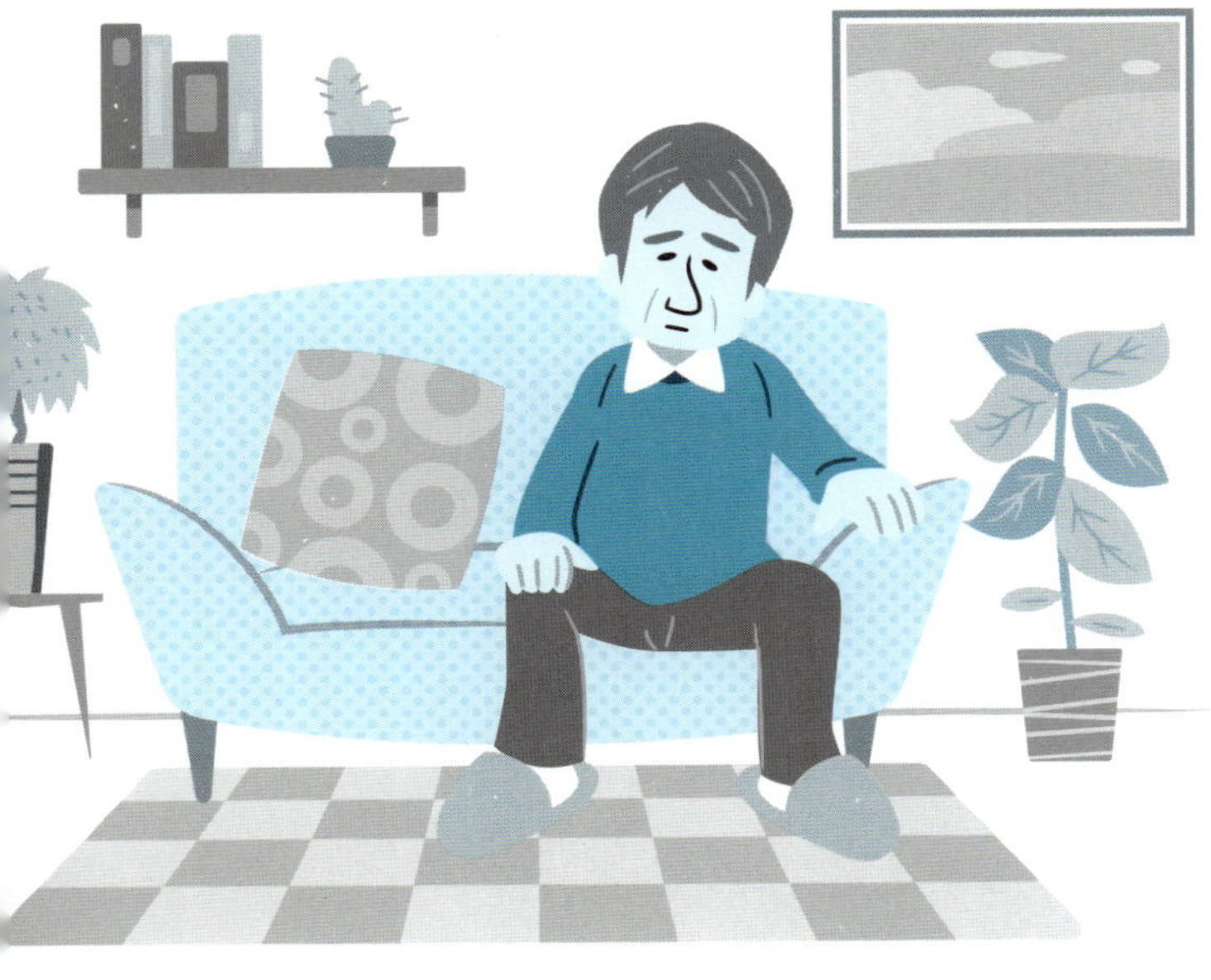

こんなときに、こんな人に試してみてほしい

物忘れがひどくなった

人の名前が思い出せない。その日の予定を忘れてしまう。ものを探すうちに「何を探してたっけ？」と考え込んでしまう。

ぼんやりすることが多い

仕事をしていても、他人と会話をしていても、ほかのことが気になってしまって、目の前のことに没頭できない。いつの間にかぼんやりしていることがある。

やる気が出ない

何をするにもおっくう。友達と会うことが少なくなった。趣味にも力が入らない。家事にもやる気が湧かない状態が続いている。

自分が認知症になったらどうしようと不安

物覚えが悪くなったと感じる。人と会話していても言葉がスムーズに思い浮かばず間が空くようになった。認知症のはじまりなのではと心配。

親の認知症が心配

親の物忘れがひどくなってきた。鍋を火に掛けたまま忘れたことがあった。認知症なのでは?と思うが、病院へ行きたがらない。

疲れやすい、体力が落ちた

朝起きても昨日の疲れがとれていない。ちょっと買い物に出かけたり、運動をするだけで疲れてしまう。読書も目が疲れて続かない……。

イライラしたり、気分が落ち込んだりする

悪いことがあったわけでもないのに、イライラして人に八つ当たりしてしまったり、ささいなことで落ち込んだりしてしまう。

なんとなく体調が悪い

風邪をひいているわけでもないのに、なんとなく体がだるく気分も重い。頭がすっきりしない。ついいすに座る時間が増えている。

老化を感じる

眠りが浅いのに、睡眠時間が少なくなった。日中ぼーっと過ごしてしまうことが増えた。肌にツヤがなくなり、シワも増えてきた。

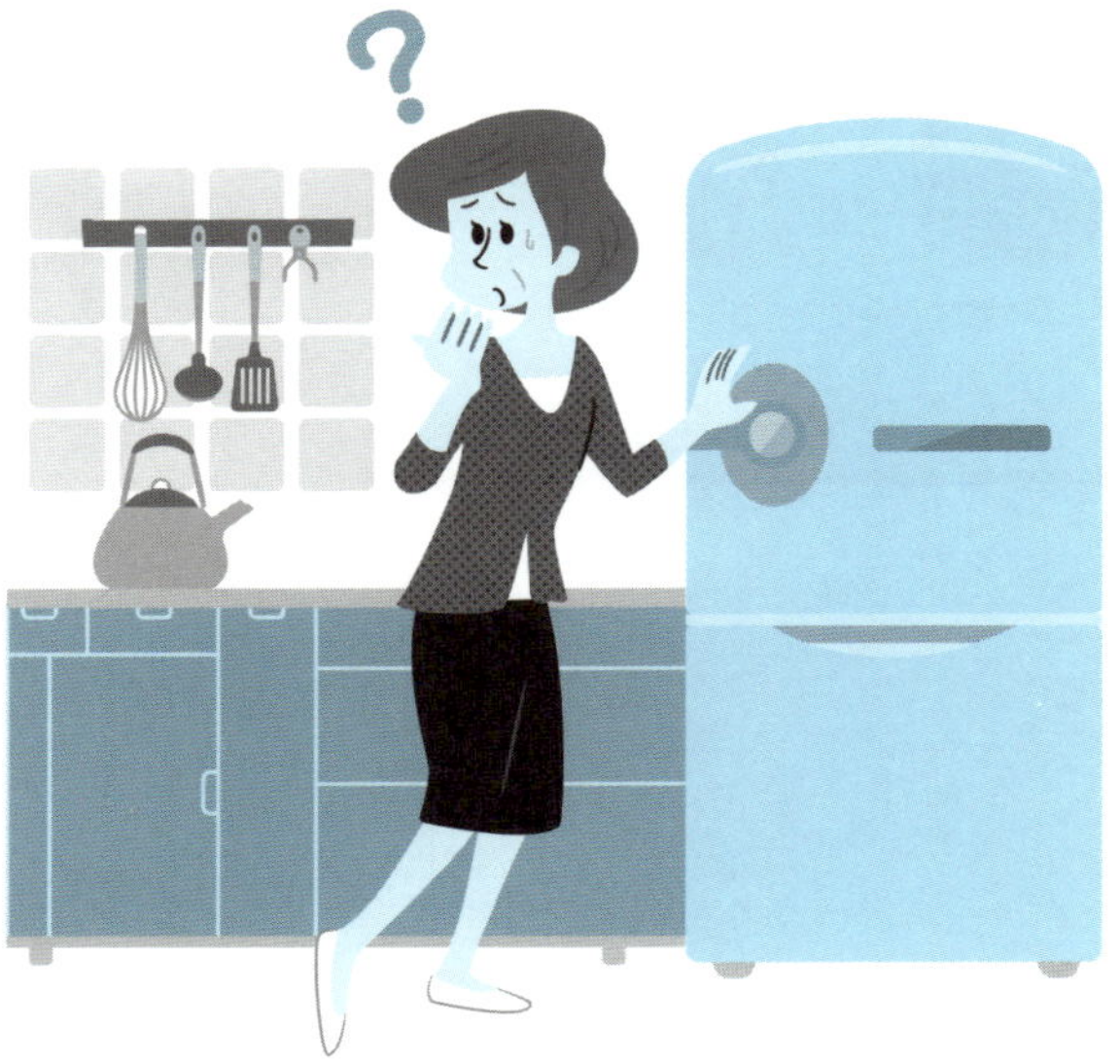

トレーニングはこれだけ!

ステップ1 目のストレッチ（P22～25参照）

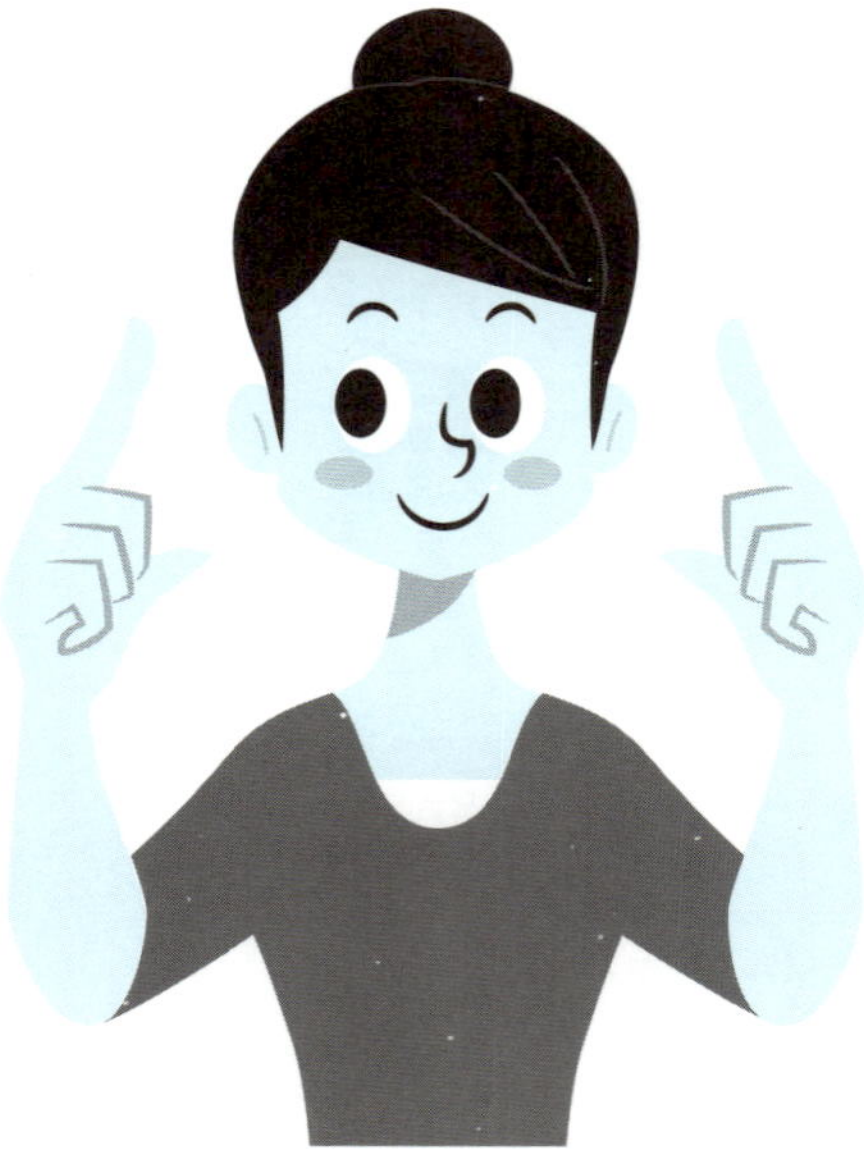

目的

眼球を動かす筋肉の血流をよくし、情報を受け取りやすくします。

やり方

両手の人さし指を目の横に立て、交互に目だけで見ます。次に、おでことあごの前あたりに人さし指を置き交互に見ます。それを終えたら右手と左手の人さし指を顔の前で前後にかざし交互に見ます。それぞれ6秒間の軽い運動です。

ステップ2 「流れる文字」の動画を見る（P26～27参照）

目的

読めない速さで流れる文字を見ることで、脳に多くの情報を送り込み、活性化させます。

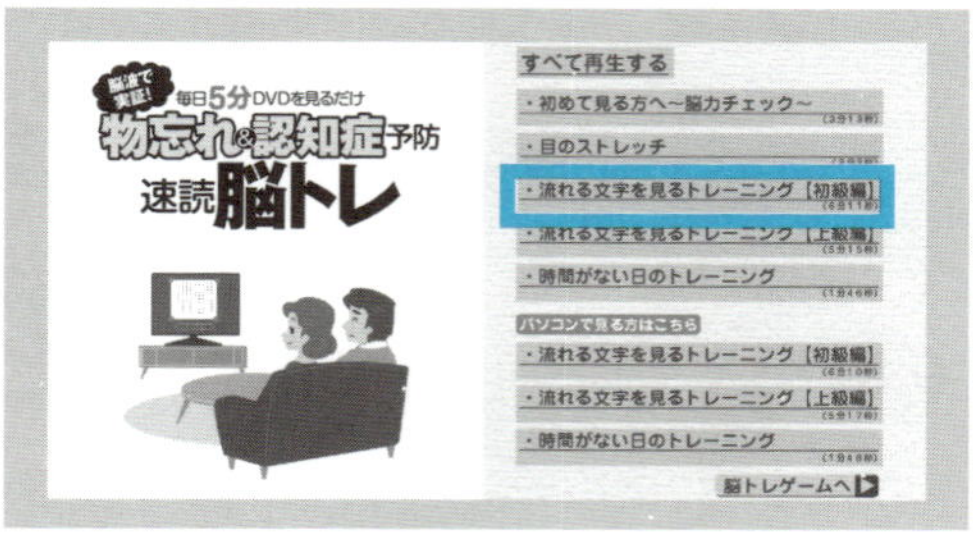

やり方

「流れる文字を見るトレーニング」を5分間見るだけです。文字は読めない速さで流れます。文章を読む必要はありません。DVDで見る方はテレビやパソコンで、タブレットなどで見る方はQRから。

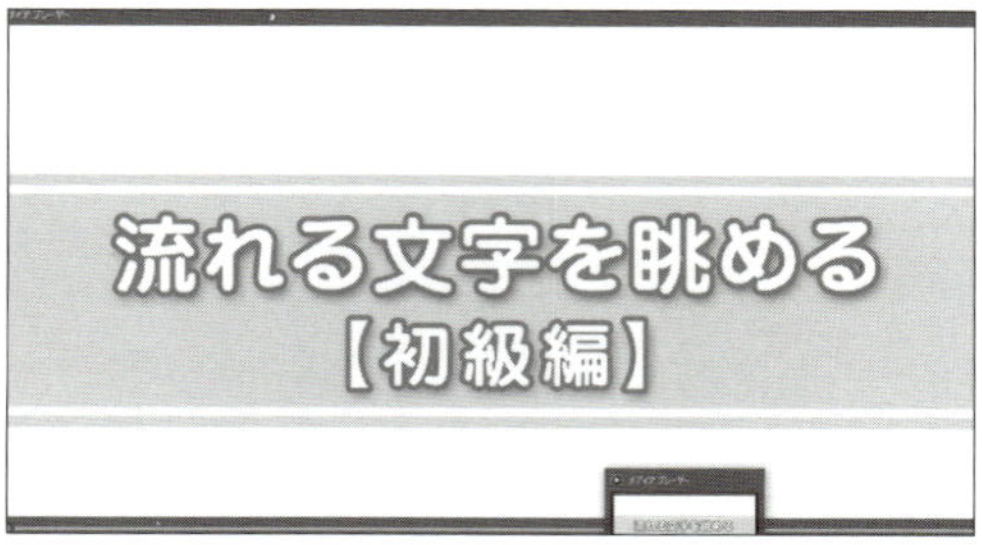

なぜ流れる文字を見るだけで効果があるの？

脳に多くの情報を送り込むと、脳が活性化する！

目は脳が情報を取り込む窓口。ストレッチをすると情報が受け取りやすくなる！

「読めない速さの文字」という多くの情報を送ると、脳が高速回転し始める！

大量の文字を脳に送り込むことで、脳の潜在能力を引き出すことができる！

やってみよう、速読脳トレ

準備　脳力チェック

1回目だけ読書速度を計ります

①

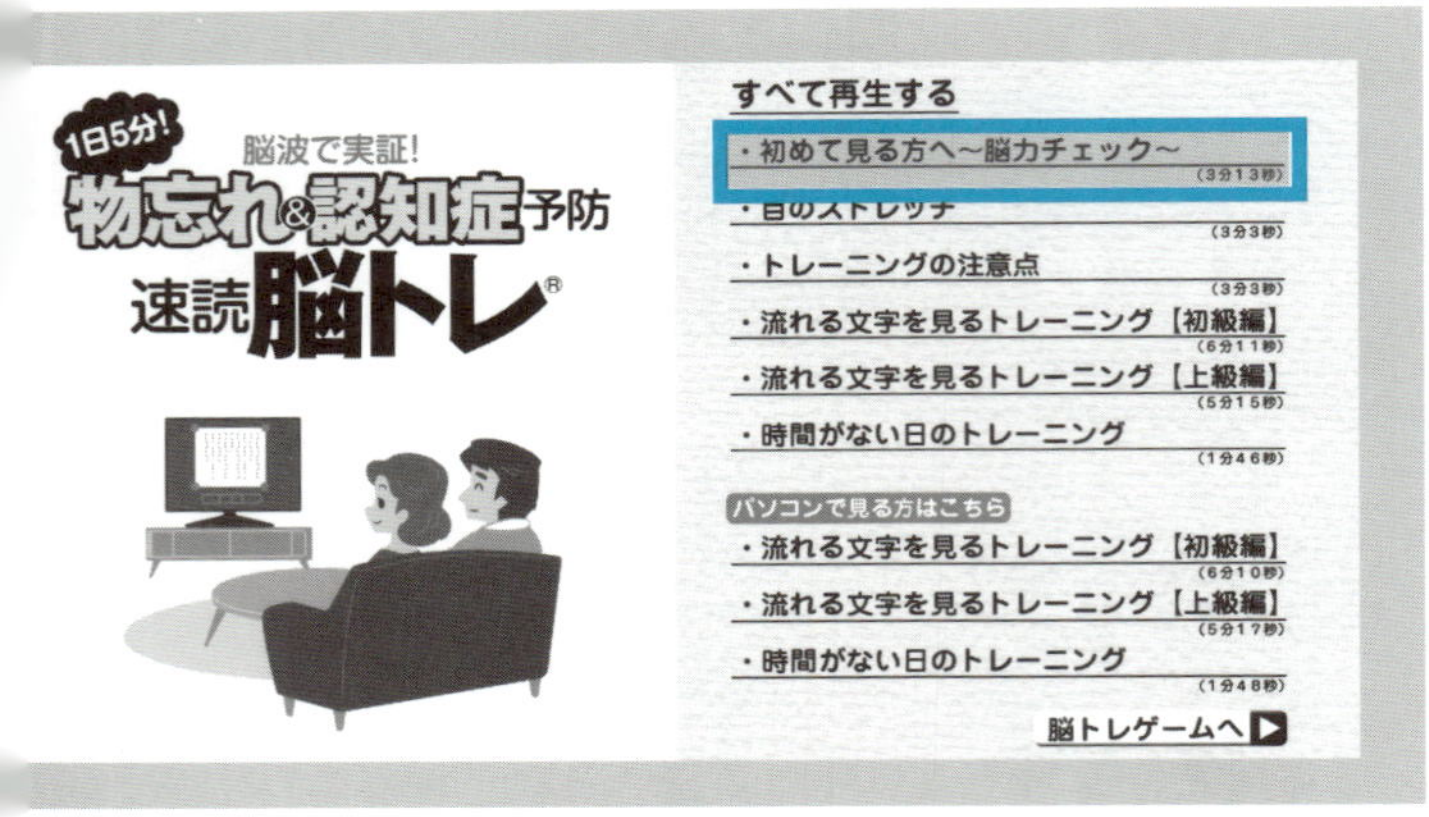

① DVDの方はメニューから「脳力チェック」を選びましょう。QRから見る方は「初めて見る方へ〜能力チェック〜」

② P 20-21のサンプルテキストのページを開きます。

トレーニングを始める前に、現在の読書速度を計りましょう。①〜⑤の流れに沿って1分間に読める文字数を計り、記録します。読めた文字数が、速読脳トレをしたあとにどれくらい脳が活性化したかを知る目安となります。

よく頭の回転が速いといった表現をしますよね。これは脳の活性度をわかりやすく表現した言い方ですが、残念ながら「頭の回転」は目で見ることができません。そこで、速読脳トレをする前と後でどれだけ脳活性に変化があったかを数字で知るために、読めた文字数を計ります。最初のときだけ、脳トレ前、脳トレ後の2回、その後は1週間後、1か月後に計ってみましょう。

ちなみに日本人の平均速度は1分間に400〜600字と言われています。これはあくまで目安なので、これより多くても少なくても気にする必要はありません。この脳力チェックは他人と競いあうものではなく、あくまで自分の脳力の変化を知るために行うものです。なるべくリラックスした状態で、普段どおりの読み方でOKです！

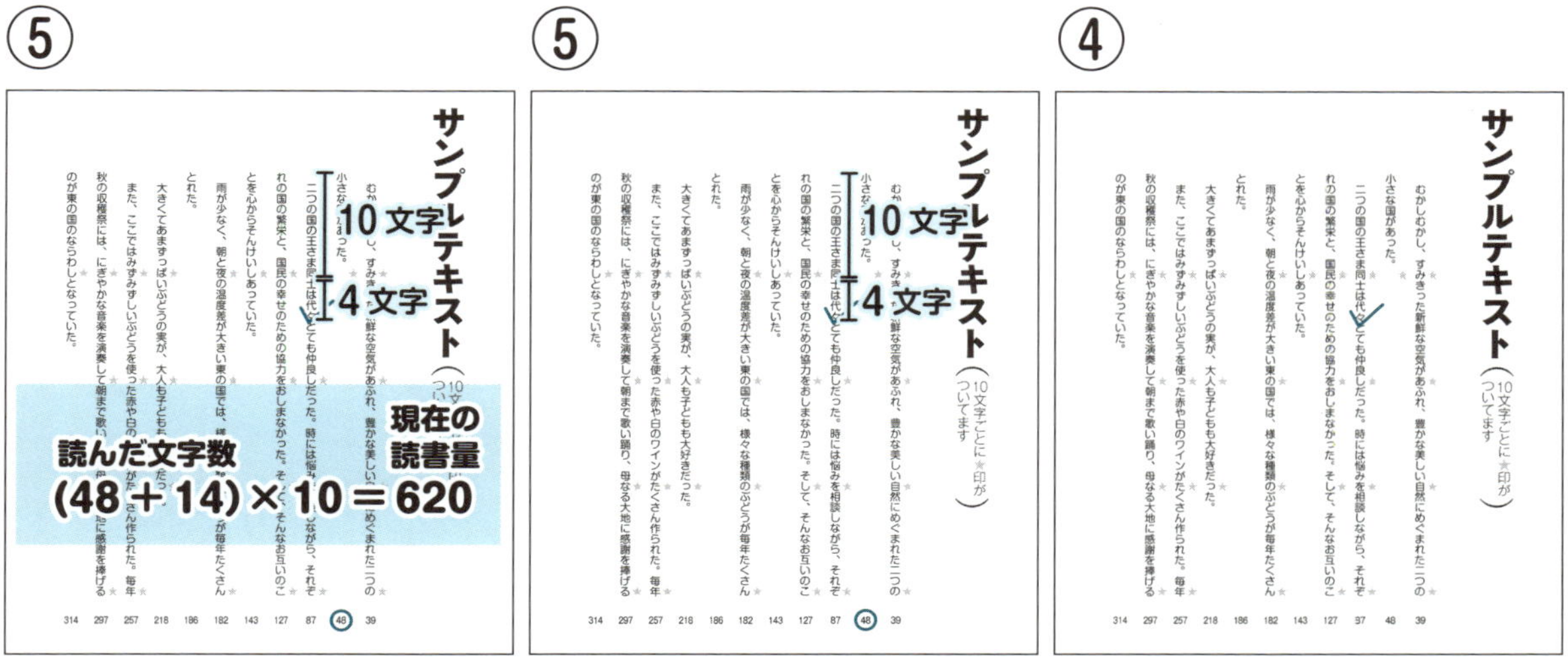

③ 「ヨーイ、スタート」の合図でサンプルテキストを読み始めます。

④ 「ストップ！」の声がしたら、それまでに読めたところに印をつけて、何文字読めたかを確認します。

⑤ サンプルテキストの行の下の数字は、その行までの文字数です。10文字ごとに★がついていますので、前の行までの数字に、読めた行の文字数を足してください。その数を10倍して、右の記録表に書き込みましょう。

※初回は、「流れる文字を眺める」トレーニングをしたあとにも、脳力チェックでもう一度文字数を計ってみましょう。さっそく違いがあるかもしれません。

初めて速読脳トレをするときはトレーニングの注意点を見ておいてくださいね

◇◇◇◇◇ **読書速度記録表** ◇◇◇◇◇

初回のトレーニング前	年	月	日
			文字
初回のトレーニング後			
			文字
1週間後	年	月	日
			文字
1か月後	年	月	日
			文字

サンプルテキスト

（10文字ごとに★印がついてます）

むかしむかし、すみき★った新鮮な空気があふ★れ、豊かな美しい自然★にめぐまれた二つの★ 39

小さな国があった。★ 48

二つの国の王さま同士★は代々とても仲良しだ★った。時には悩みを相★談しながら、それぞ★ 87

れの国の繁栄と、国民★の幸せのための協力を★おしまなかった。そし★て、そんなお互いのこ★ 127

とを心からそんけいし★あっていた。 143

雨が少なく、朝と夜の★温度差が大きい東の国★では、様々な種類のぶ★どうが毎年たくさん★ 182

とれた。 186

大きくてあまずっぱい★ぶどうの実が、大人も★子どもも大好きだった★。 218

また、ここではみずみ★ずしいぶどうを使った★赤や白のワインがたく★さん作られた。毎年★ 257

秋の収穫祭には、にぎ★やかな音楽を演奏して★朝まで歌い踊り、母な★る大地に感謝を捧げる★ 297

のが東の国のならわし★となっていた。 314

一方、おだやかな天候に恵まれた西の国では、芋や穀物、野菜作りがさかんで、太陽の 353
恵みをたっぷりと含んだおいしい作物が、国のあちこちで一年中収穫されていた。色とり 393
どりの野菜は、東の国のおいしいワインとともに人びとの食卓にのぼった。西の国ごじま 433
んの野菜や穀物は、東の国でもたくさん食べられていて、それはたいそう人びとによろこ 473
ばれていた。 479

こうして違った魅力をもつ二つの国は、王さま同士の深いきずなもあって、長い間、良 518
好な関係をつづけていた。 530

ところがあるとき、こころやさしい西の国の王さまが病で亡くなってから、西の国はが 569
らりと変わってしまった。 581

青年に成長し、国をおさめるようになったフィリップ王子が、国民の税金をどんどんひ 620
きあげたせいで、西の国の人びとの生活はかつてないほど苦しくなっていた。 655

さらにフィリップ王子は、友好な関係にある東の国をうばいとる計画まで立てはじめた。 694

「東の国を力ずくでのっとって、あのすばらしいぶどう畑やワイン工場を自分のものにし 734
てしまおう。そうしたら、ぼくは今よりもっとぜいたくな暮らしができるようになるぞ。」 775

【毎日やるのはこれだけ】目のストレッチ

DVD

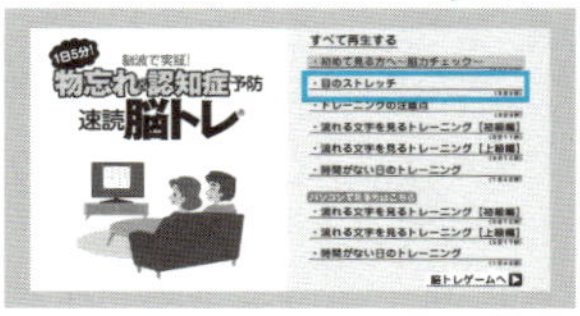

QR

①目を左右に動かす

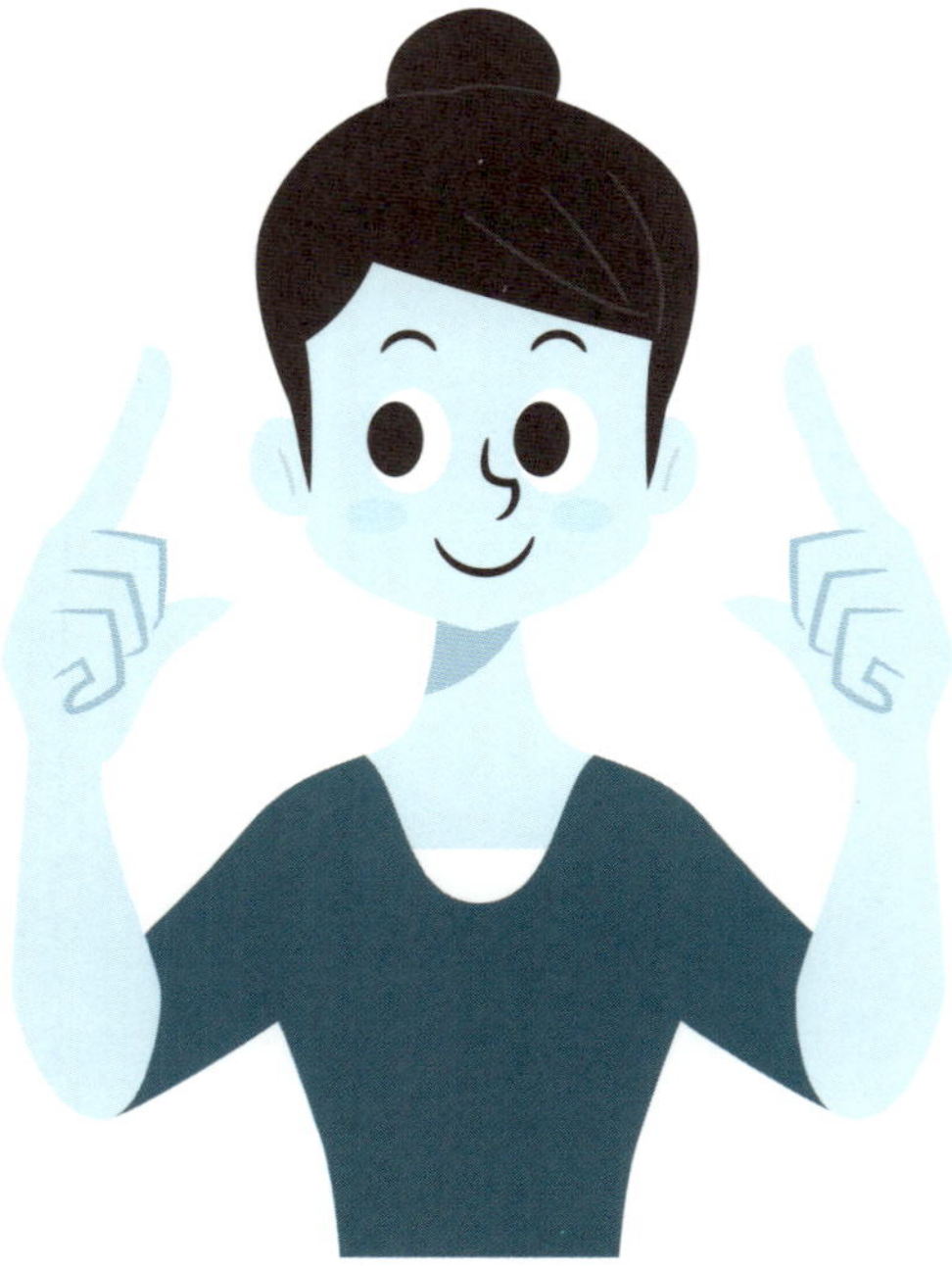

顔の横10㎝に人さし指を立てる

顔の両側に両手の人さし指を立てます。顔の横10㎝くらいに立ててください。その指先を交互に目で追います。DVD（QR動画）では時間は6秒間カウントします。DVD（QR動画）を見ずに行うときは12回くらいを目安にしてください。

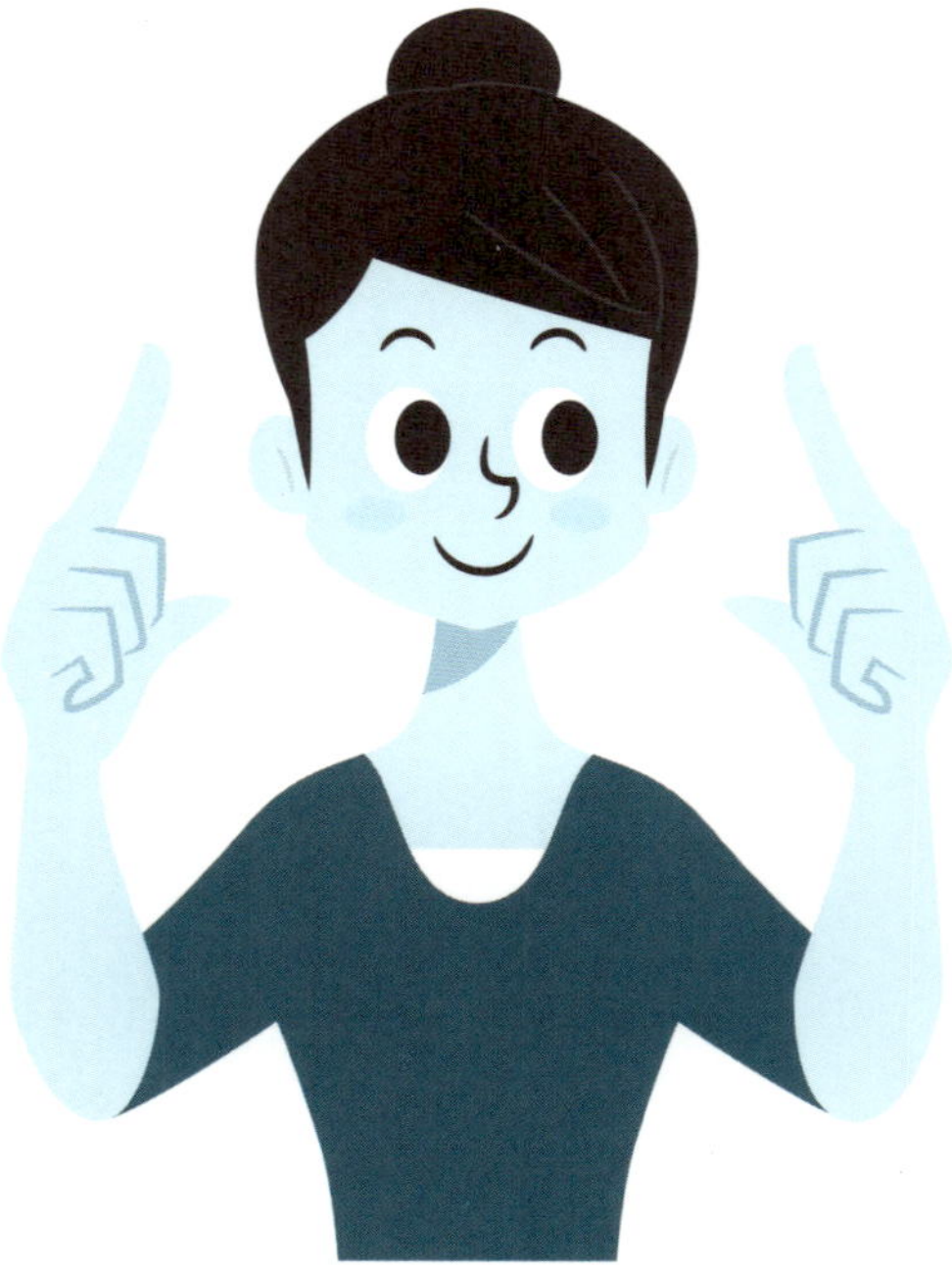

交互に指を見る

顔は動かさない

頭や顔をなるべく動かさないようにして、正面を向いたまま、眼球をすばやく動かして、右・左・右・左と交互に指を見てください。「右から左」「左から右」それぞれの片道を1回と数えます。

②目を上下に動かす

おでことあごの前に指を水平に置く

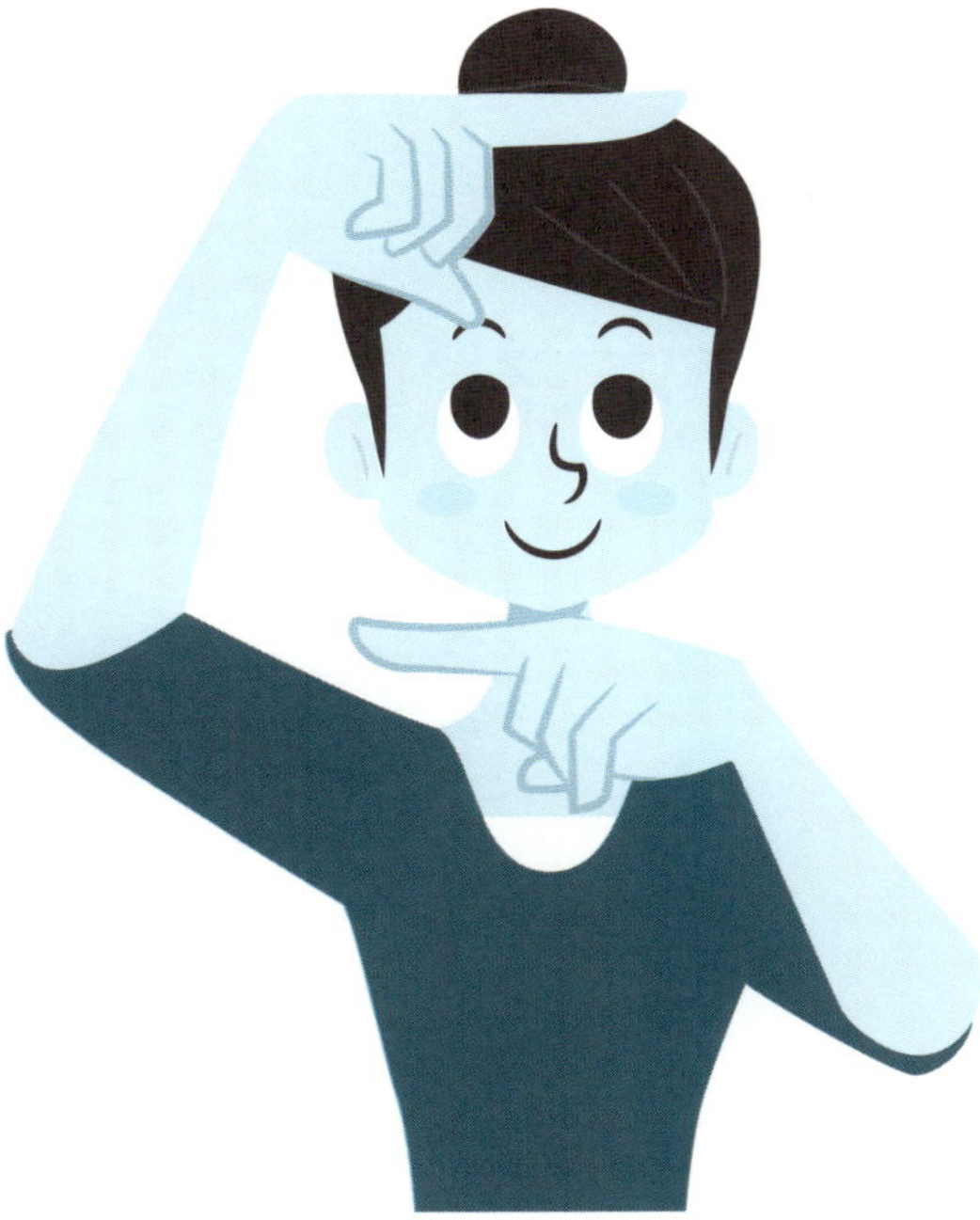

顔の上と下、おでことあごの前あたりに人さし指を水平に置きます。頭や顔を動かさずに正面を向いたまま、眼球を素早く動かして、上・下・上・下と交互に指を見てください。

交互に指を見る

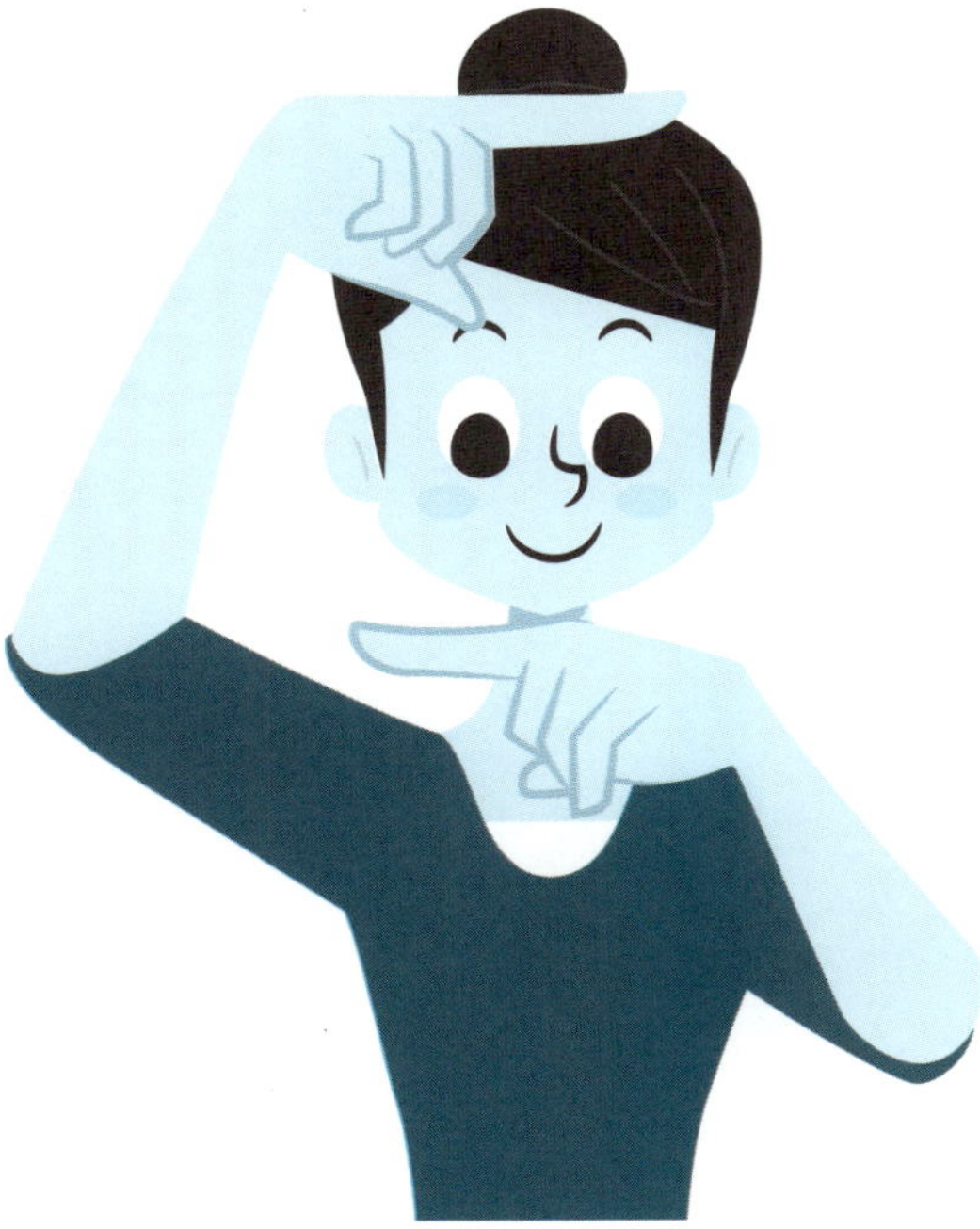

こちらも「上から下」「下から上」それぞれの片道を1回と数えます。DVD（QR動画）では時間は6秒間カウントします。DVD（QR動画）を見ずに行うときは12回くらいを目安にしてください。顔をなるべく動かさないようにして、眼球を動かしましょう。慣れると速く動かせるようになってきます。

③ピントを前後に合わせる

続いて毛様体筋のストレッチです。毛様体筋とは、目のピントを調節するときに使う筋肉のこと。ここを鍛えるとすばやくピントを合わせられるようになり、目のパフォーマンスが上がります。

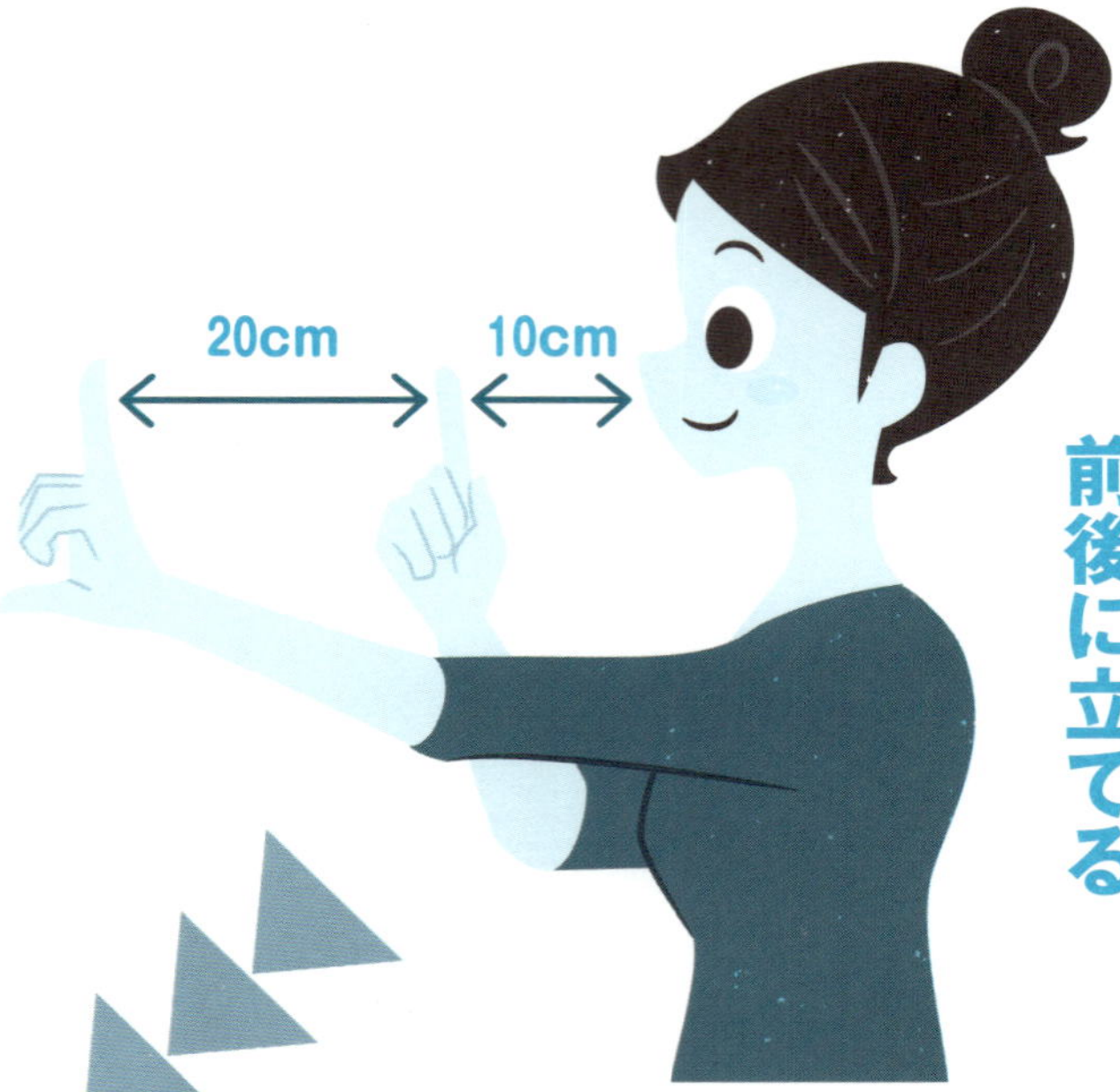

人さし指を顔の前で前後に立てる

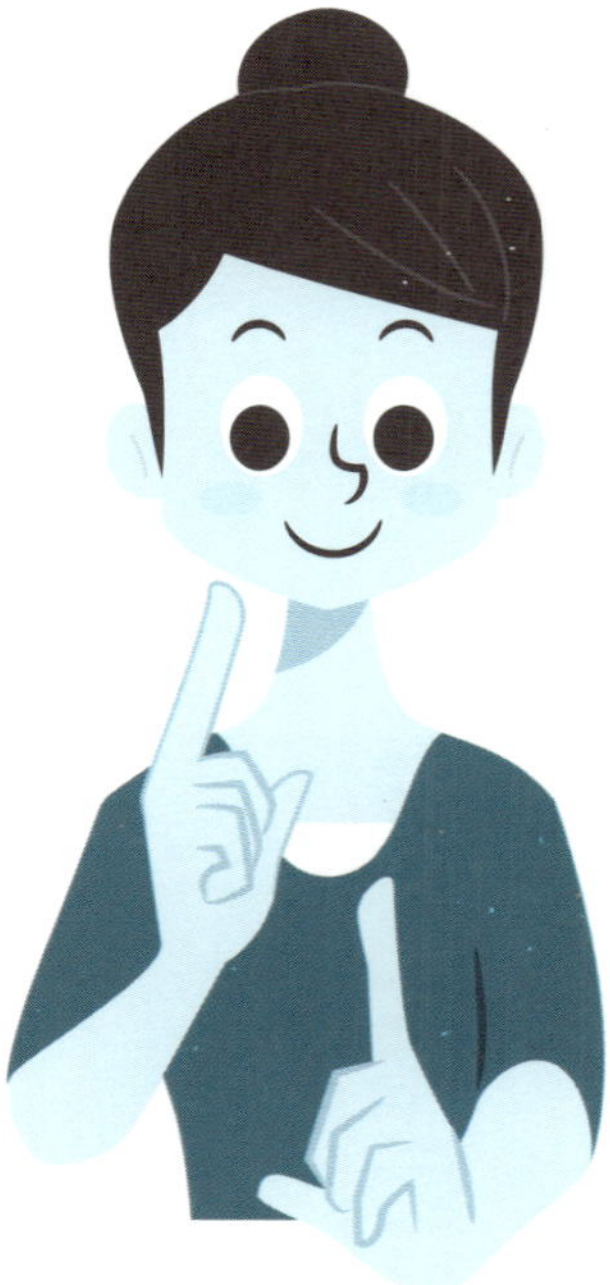

目の前10cmのところに右手人さし指を、そこからさらに20cmくらい離れたところに左手人さし指を立てます。この状態で奥・手前・奥・手前と交互に指先を見てください。

手を入れ替えて

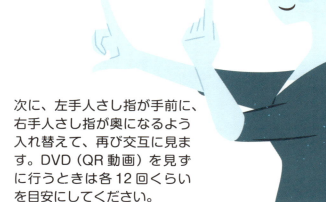

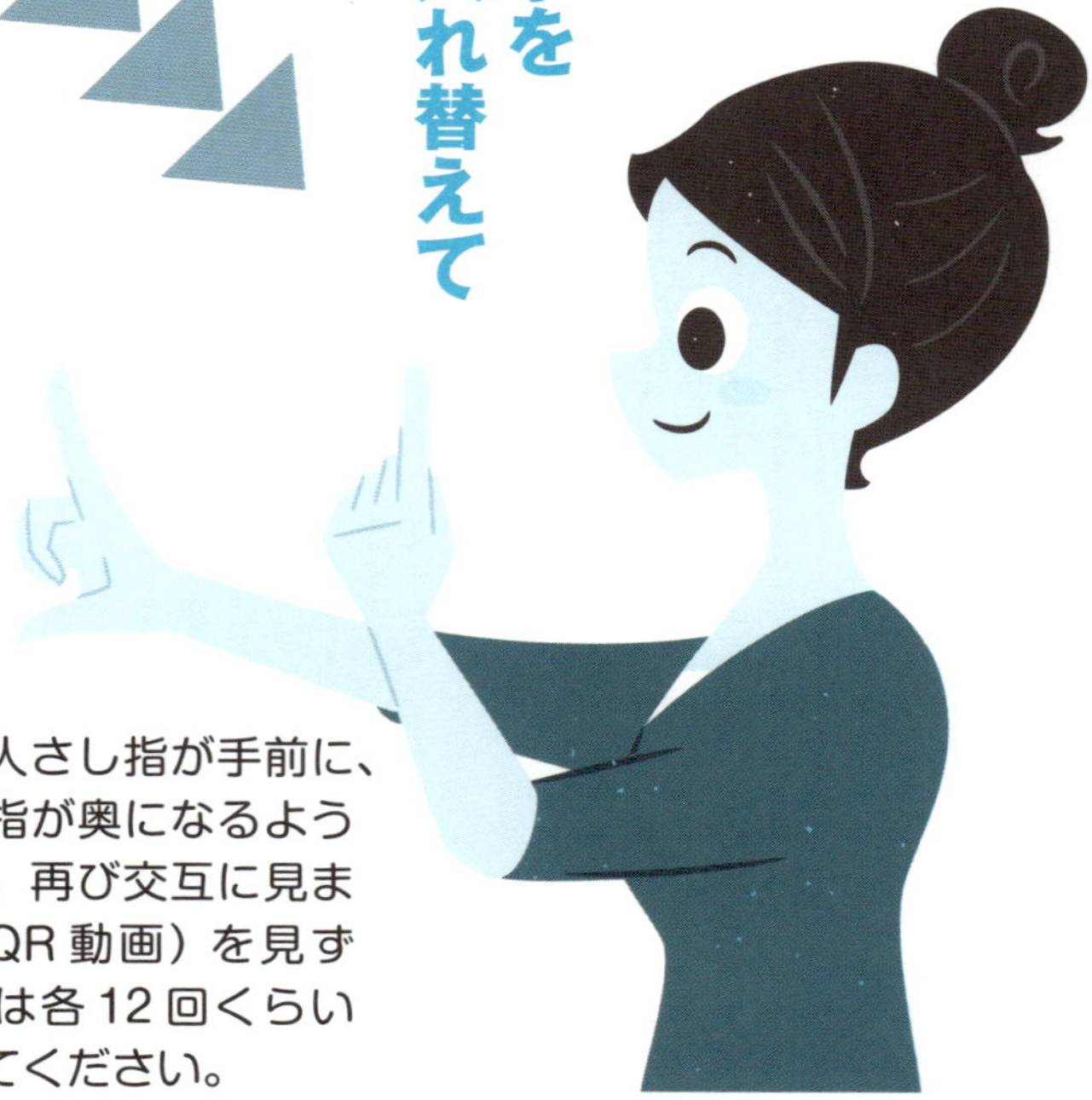

次に、左手人さし指が手前に、右手人さし指が奥になるよう入れ替えて、再び交互に見ます。DVD（QR動画）を見ずに行うときは各12回くらいを目安にしてください。

④視野を広げる

まっすぐに前を向いたまま、顔の少し前の両側に手をパーにして出してください。その手を少しずつ自分のほうに引いていき、見えなくなるギリギリでいったん手を止めます。

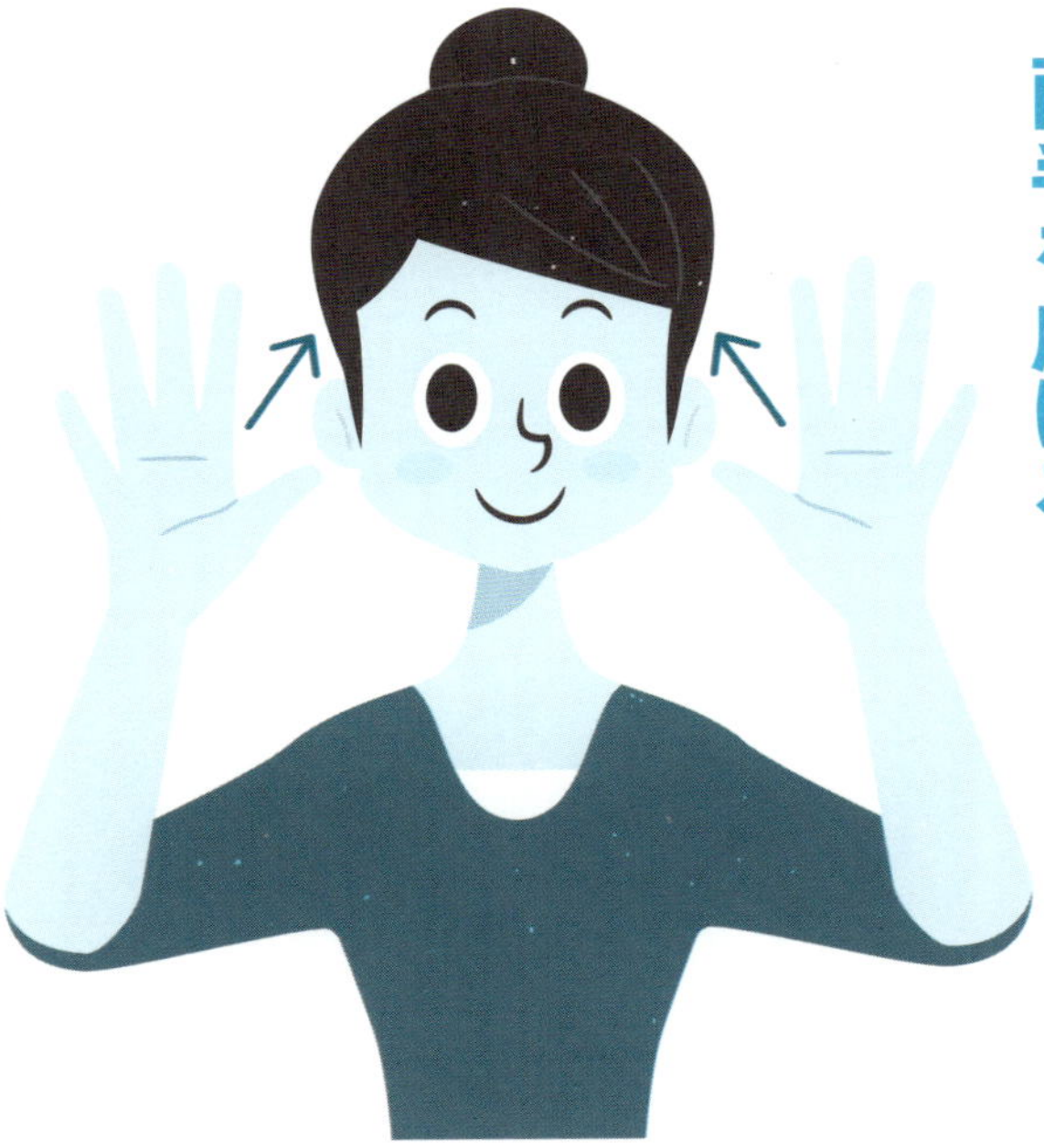

さらに 1cm ほど手を引いて、完全に見えない位置に持っていきます。見えなくなった手を見ようと意識します。

「見よう見よう」と意識すると、手の存在がぼんやりと感じられませんか？　グーパーしてみると感じやすくなります。なんとなくでも手の存在が感じられたら、手をおろしてください。

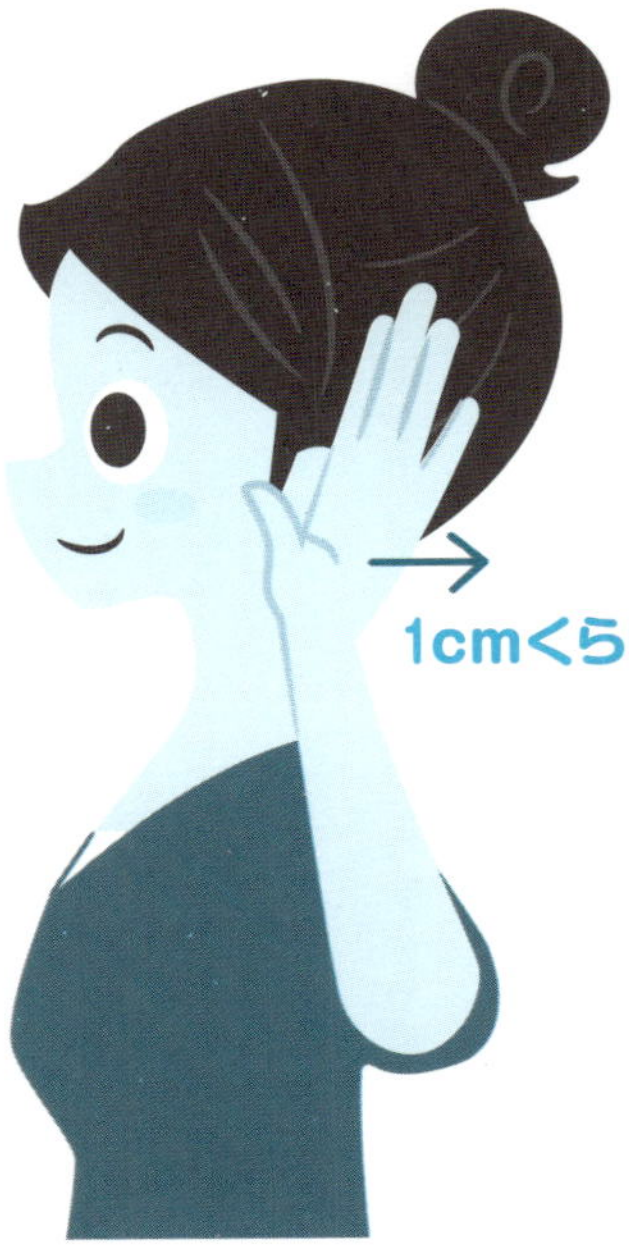

視野が広いときは処理能力が高くなるので、普段から視野を広くするよう、意識しましょう

【毎日やるのはこれだけ】「流れる文字を見る」を再生

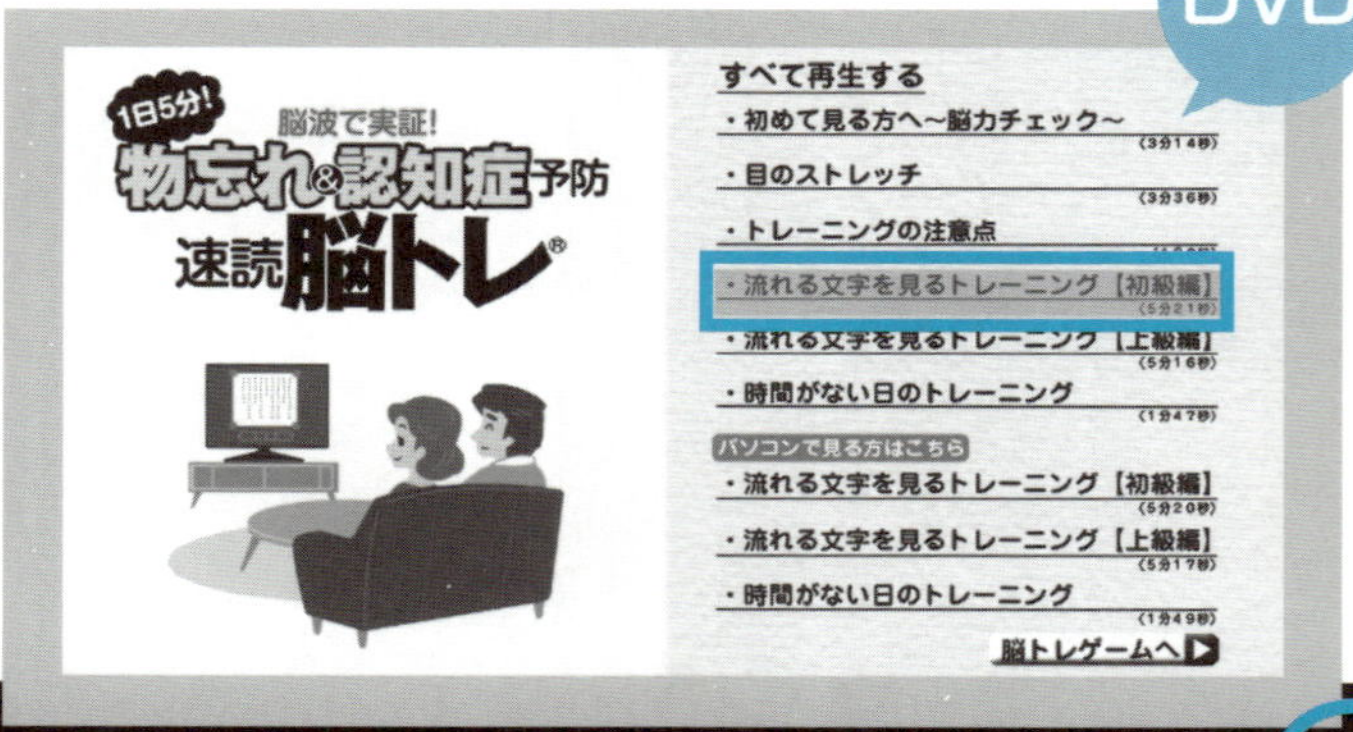
1日5分!
脳波で実証!
物忘れ&認知症予防
速読脳トレ®
すべて再生する
・初めて見る方へ～脳力チェック～
(3分14秒)
・目のストレッチ
(3分36秒)
・トレーニングの注意点
・流れる文字を見るトレーニング【初級編】
(5分21秒)
・流れる文字を見るトレーニング【上級編】
(5分16秒)
・時間がない日のトレーニング
(1分47秒)
パソコンで見る方はこちら
・流れる文字を見るトレーニング【初級編】
(5分20秒)
・流れる文字を見るトレーニング【上級編】
(5分17秒)
・時間がない日のトレーニング
(1分49秒)
脳トレゲームへ

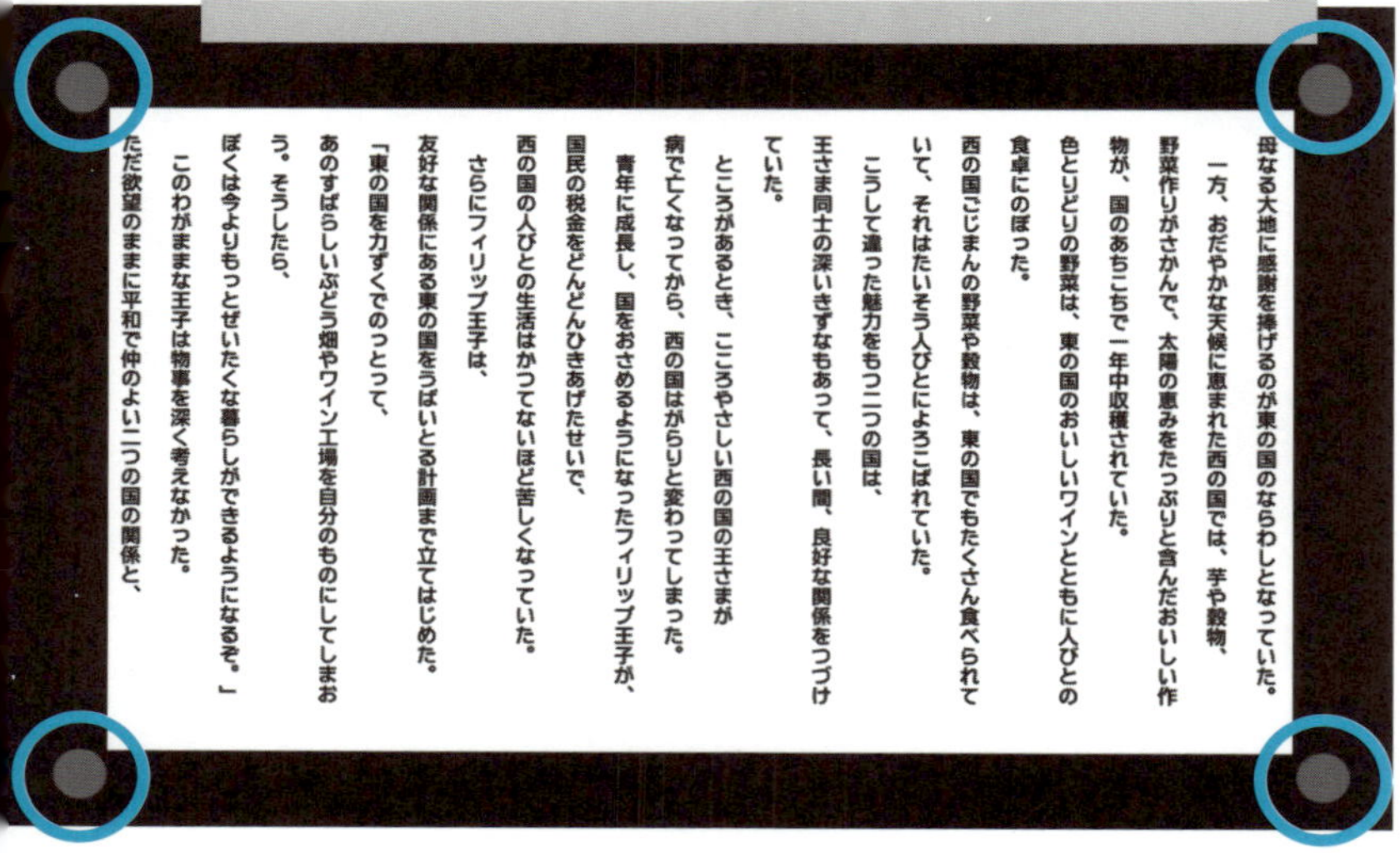

DVD

QR

「流れる文字を見るトレーニング 初級編」

「流れる文字を見るトレーニング　初級編」は、1分間に6000字の速さで画面に文字が流れます。画面の四隅にある上下左右の4点を同時に視野に入れて、リラックスした状態で眺めましょう。文字は5分間流れます。読むのではなく、眺めるだけです。頑張って読んだほうが効果的だと思われがちですが、無理に読もうとするとかえって脳にブレーキをかけてしまいます。このトレーニングで大事なことは、「読めない」ということです。読めなくても目から文字の情報が脳に送り込まれることで、脳は活性化します。同時に流れる音楽も大切な要素ですから、可能なら音は消さないでくださいね。眺めている間、まばたきするのを忘れがちになりますが、目が疲れてしまいますから、まばたきも忘れないようにしてください。目が疲れたと感じたときは、すぐに止めて少し休憩してから再開するようにしてください。

実は読めないことが大事！

Q. 朝と夜、どちらがいいですか?

A. どちらでもかまいません。朝に行えば一日が気持ちよく過ごせます。夜に行うとよく眠れるという方もいます。

Q. 見ているうちにぼんやりほかのことを考えてしまいます。

A. ぼんやりしても大丈夫です。もし速さに慣れてしまって退屈に感じているなら「流れる文字を見るトレーニング　上級編」に移りましょう！

Q. つい読もうとしてしまいます。

A. 目が文字を追いかけるのは自然な反応なので、読もうとしてもかまいません。ただ頑張って読む必要はありません。眺めるだけで十分です。

Q. 1日に何度も見たほうが効果が上がりますか?

A. 1日に1回でも十分。たくさん見るよりも、少しでいいので、できるだけ毎日続けるほうが効果は出ます。また時間がないときは、短縮版の「時間がない日のトレーニング」を見ましょう。

※DVDの「流れる文字を見るトレーニング」は大画面のテレビのほうがきれいに見えます。パソコンで再生すると、文字がブレたりゆがんだりすることがありますので、その場合はメニュー画面の「パソコンで見る方はこちら」から選んでください。また、テレビで再生したとき文字がブレたりゆがんだりする場合も、「パソコンで見る場合はこちら」を選んでください。QR動画は「パソコンで見る場合」と同じものです。

速読脳トレは、簡単なだけに実は継続するのが大変なのです！

速読脳トレは、軽い目の運動と5分間「流れる文字」の動画を見るだけ。だから誰もが簡単に始められます。ところが、そこに落とし穴が！　人は、簡単な作業を毎日継続するのは苦手なのです。簡単だからこそつい忘れてしまったり、面倒になってしまいがち。でも、忘れていても大丈夫です。思い出したときに、また始めましょう。三日坊主も、何回も続ければ継続と同じです。数日忘れたからといって1日に何度もトレーニングをする必要もありません。頑張って何度も見るより、何か月も何年も続けるほうが大事なのです。毎日の歯磨きのように生活習慣にしてしまいましょう。

毎日の歯磨きのように生活習慣にしてしまいましょう

本当に効果があるのかな？

すぐに目に見える効果が出る人もいますが、なかなか効果に気づかない方も多いのです。けっして焦らないで！　脳の状態は毎日続けているうちに少しずつ変化していきます！

ご自身の変化を確認するために読書速度を計ってみましょう

〝頭の回転〟がどれだけ速くなったか、目で見ることはできませんよね。そこで目に見える数値に置き換えるため、6秒間に読める文字数を計ります。「脳力チェック」で、ときどき計ってみてください。

速読脳トレを始める前と比べて、文字数は増えていると思います。飛躍的に増える方も、徐々に増える方もいらっしゃいますが、読めた文字数は誰かと競うものではありません。自分の数字の変化に着目しましょう。また、トレーニングを続けていると、ある時期から数値が伸びなくなりますが、効果がなくなっているわけではありません。続けている間、脳は活性化していますので、安心して続けてくださいね。

1週間目

速読脳トレを始めてから1週間後に、初回に行った「脳力チェック」をしてみましょう。6秒間に読めた文字数の10倍をP19の記録表に記入しましょう。

1か月目

さらに1か月続けたときも同様に、読めた文字数を計って記録しましょう。

1分間で読める文字数

日本人の平均	400〜600字
東大や京大に合格するクラス	1000〜2000字
東大や京大でのトップクラス	2000〜3000字
敏腕経営者やエリートクラス	5000〜6000字

ある時期から文字数は伸びなくなるけど、大丈夫！速読脳トレを続けていれば脳は活性化されています

脳を活性化させるプチゲーム

速読脳トレは効果的に脳を活性化させてくれますが、DVDではそれ以外にも、脳を活性化させてくれるゲームをいくつか紹介しています。

これらのゲームは、正解することが目的ではなく、ちょっと脳を困らせることが目的です。うーん、と考え込まず、間違えてもいいのでパッパッと答えていきましょう。また、同じゲームばかりしていると、脳への刺激が少なくなりますので、1日にひとつかふたつ、ランダムに選んでやってみてください。

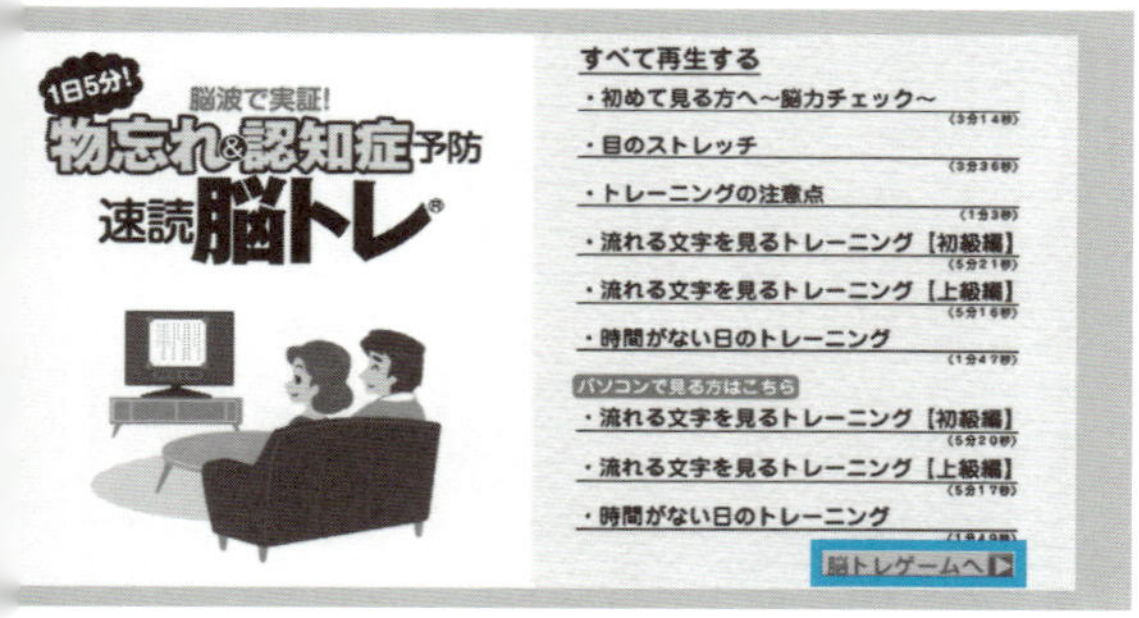

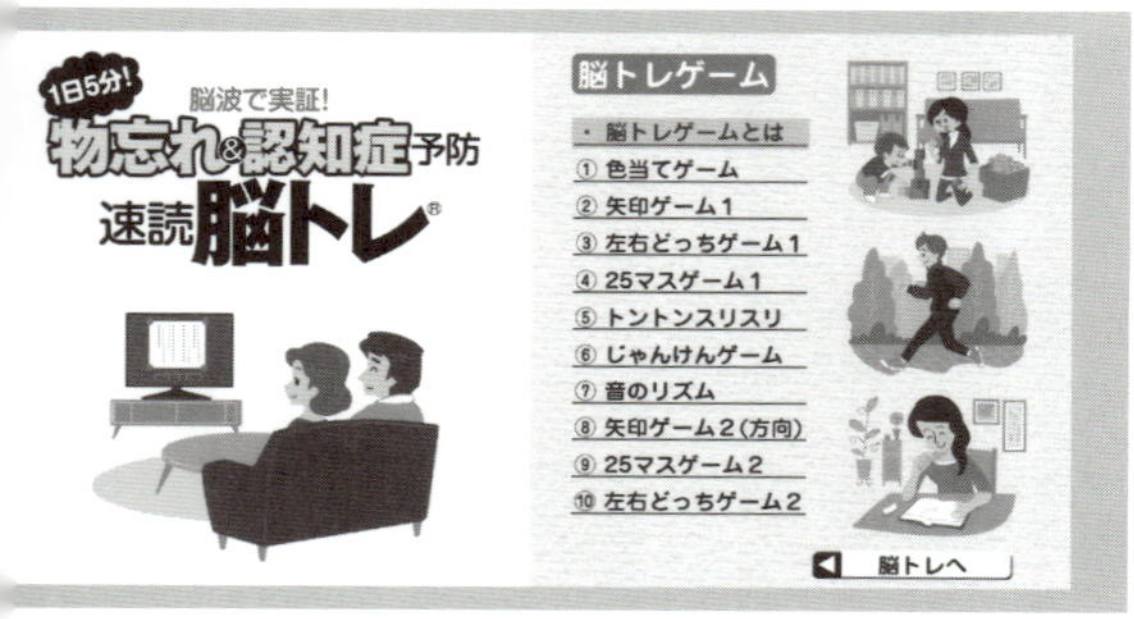

QR

色当てゲーム

画面に色をあらわす文字が出てきます。
書かれている文字は、字の色が「青」で「あか」と書かれているなど、言葉があらわす色と実際の色が異なっています。画面に出てくる指示に従って答えましょう。

矢印ゲーム①

画面に矢印の絵が出ます。
矢印と同じ方向を指で差して、口では逆の方向を言ってください。

矢印ゲーム②（方向）

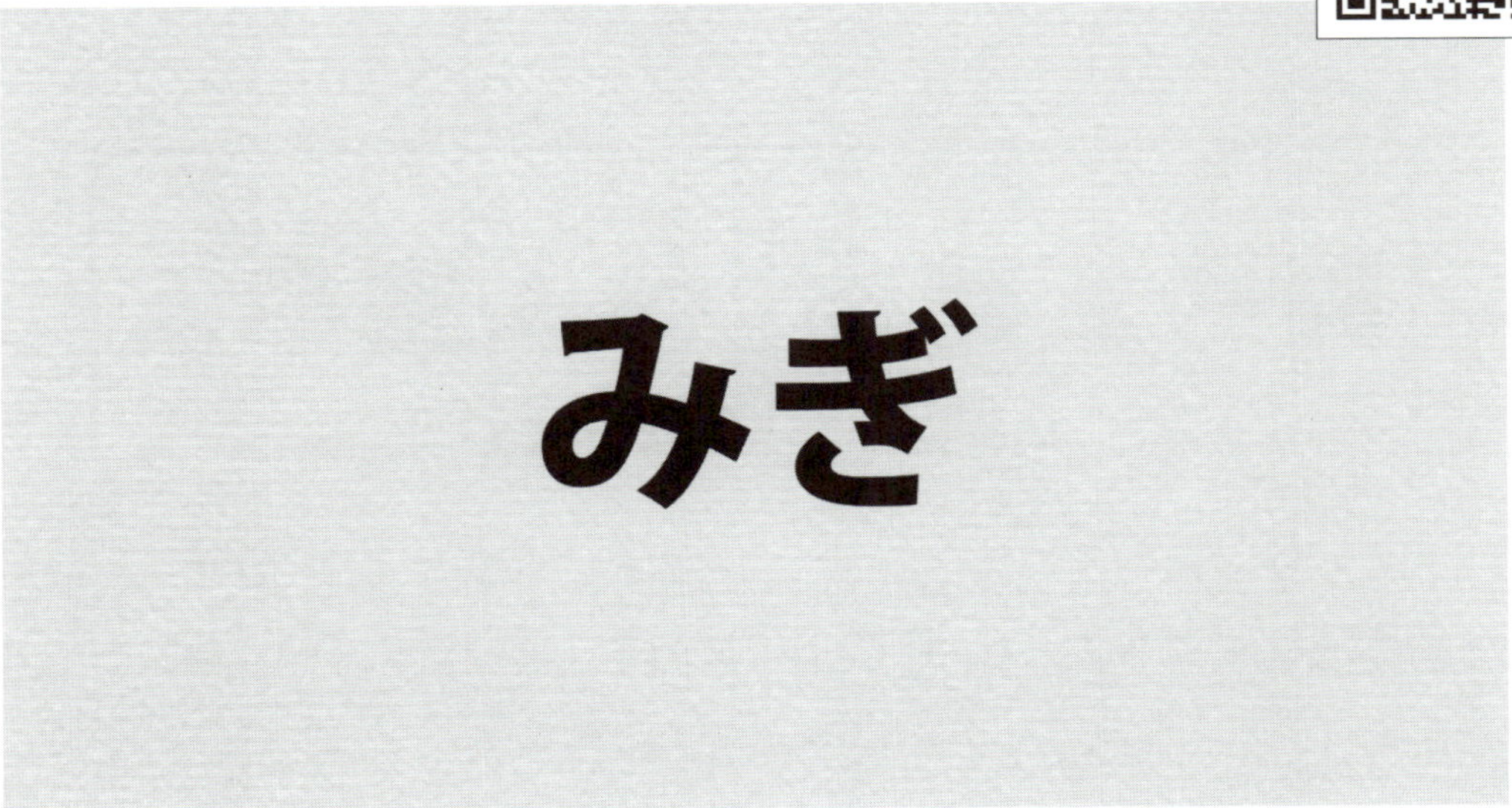

画面に方向を示す言葉が出ます。
その方向を声に出して読み、指で逆の方向を差してください。

右?左?どっち?ゲーム

QR1

QR2

どっちが大きい?

10-3	2+6

三角が少ないのはどっち?

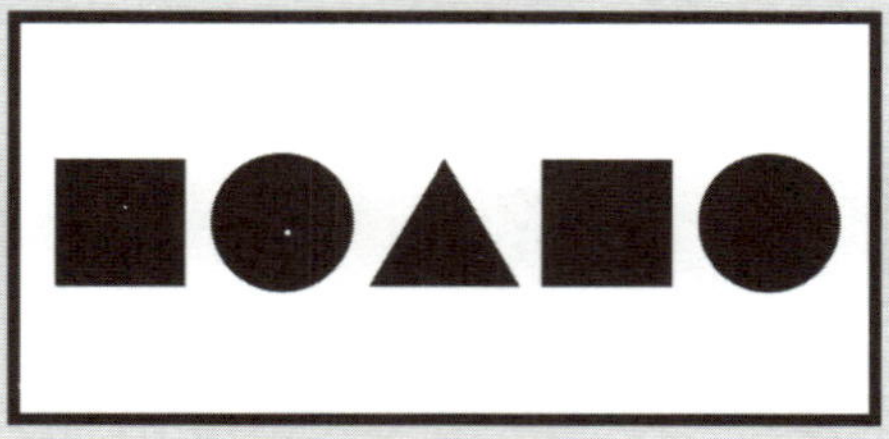

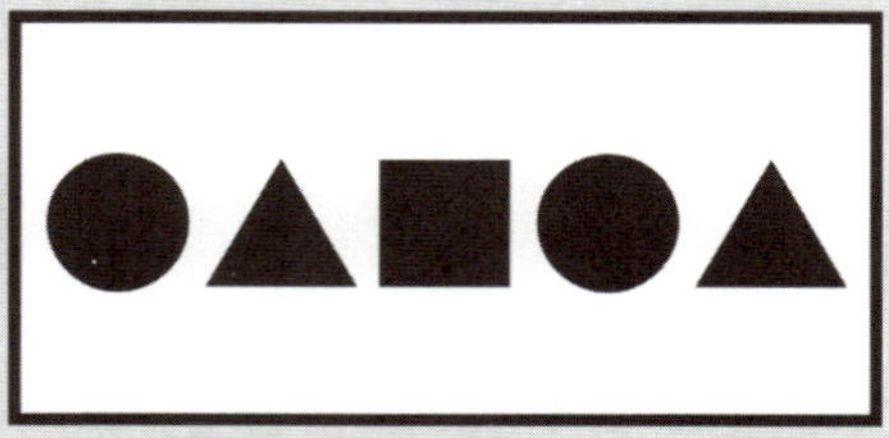

画面に出てくるふたつを見て、「右」か「左」で質問に答えてください。

QR1 QR2

25マスゲーム

2	10	6	17	14
12	18	25	3	22
1	23	9	13	7
16	4	19	5	24
21	15	8	20	11

マスの中には1から25までの数字が入っています。
①1から順に25まで目で追ってみましょう。
②25から順に1まで目で追ってみましょう。
各30秒でいくつまでいけるでしょうか。

トントンスリスリゲーム

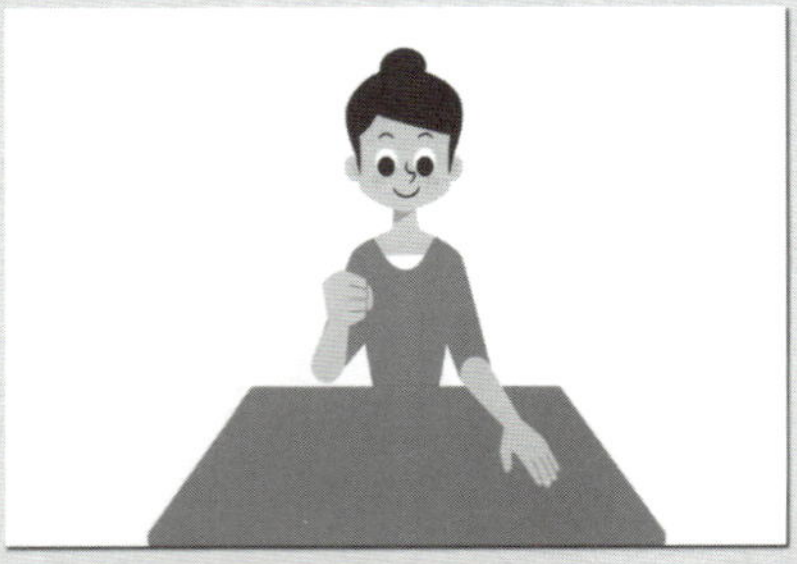

右手はグーで机をトントン

座った姿勢で机に向かい、右手はグーにして、机を上下にトントン叩きます。

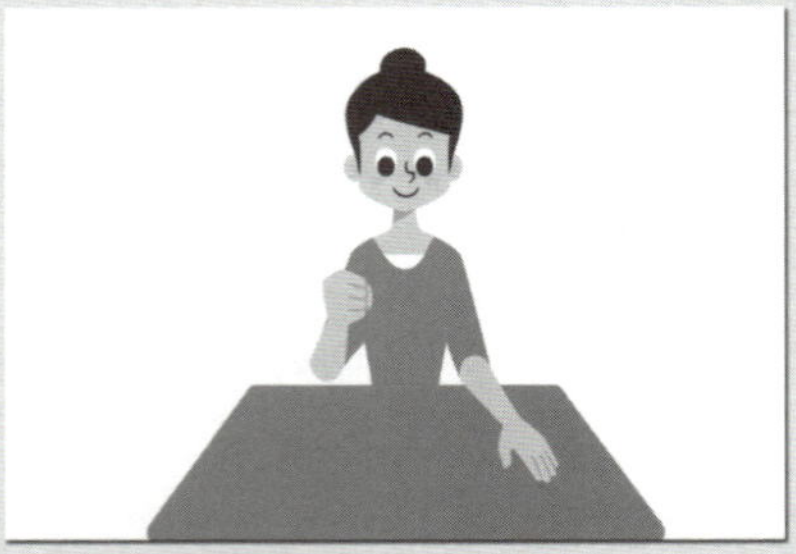

左手はパーでスリスリ

左手はパーにして、机の表面を左右にスリスリします。

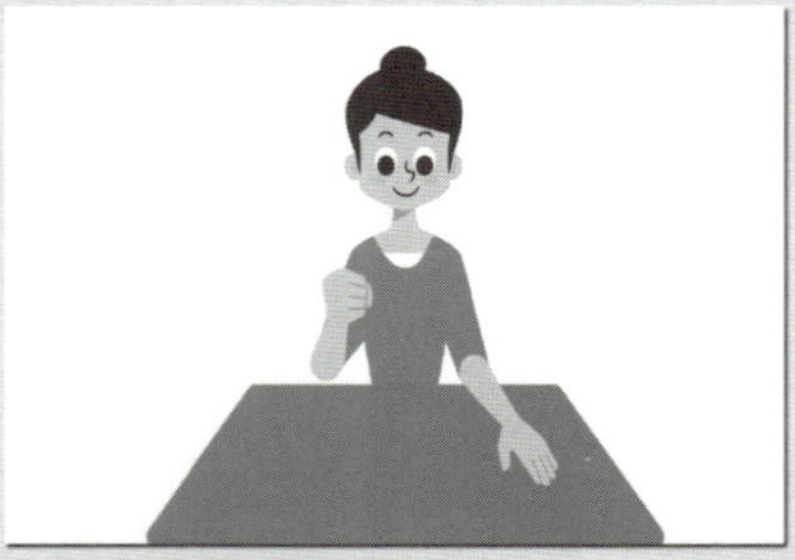

右手と左手を同時に行ってください

右手と左手、同時に行ってみてください。

いすに座った姿勢で、太ももをトントンスリスリしてもかまいません。
慣れてしまったら、右手はスリスリ、左手はトントンと、逆にしてみましょう。

じゃんけんゲーム

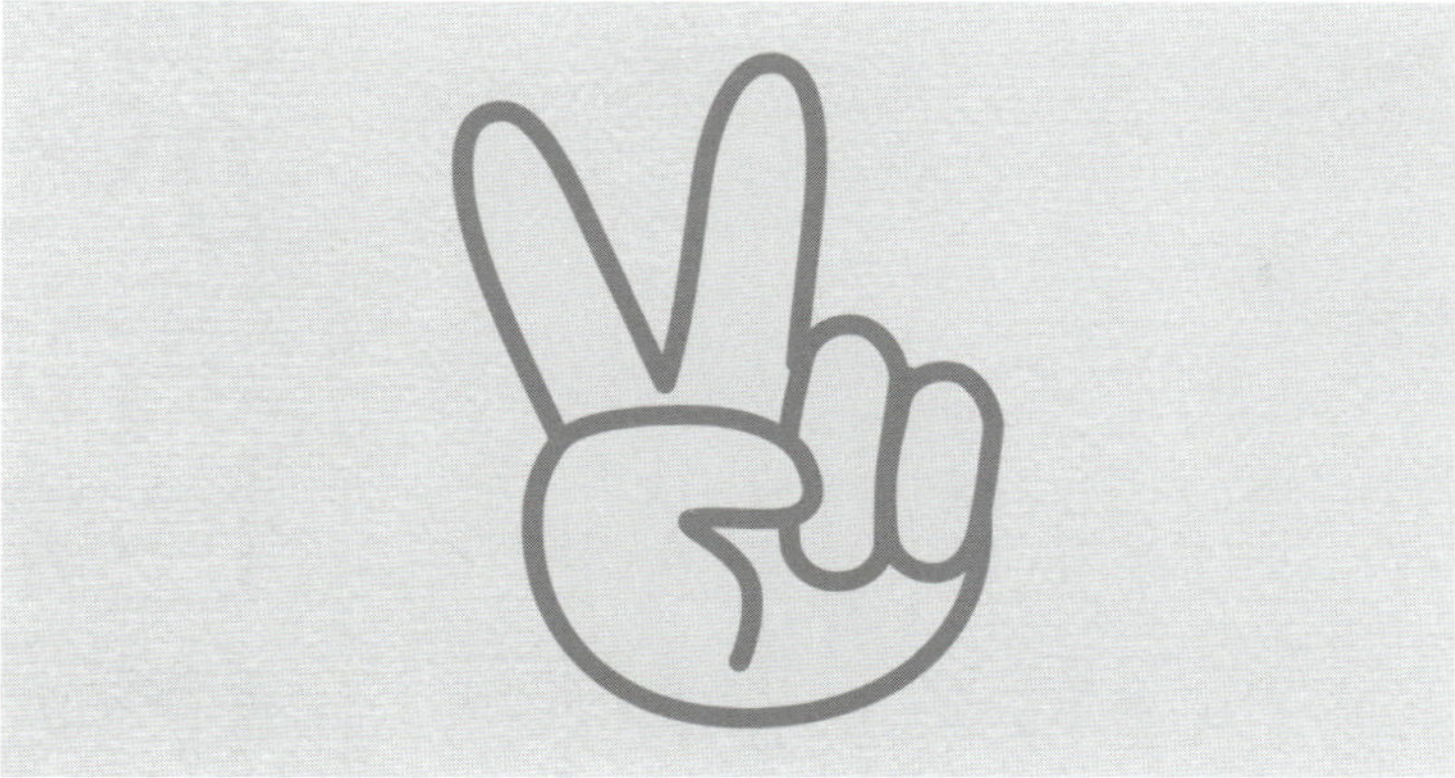

画面とじゃんけんします。
負けるように手を出してください。

音のリズム

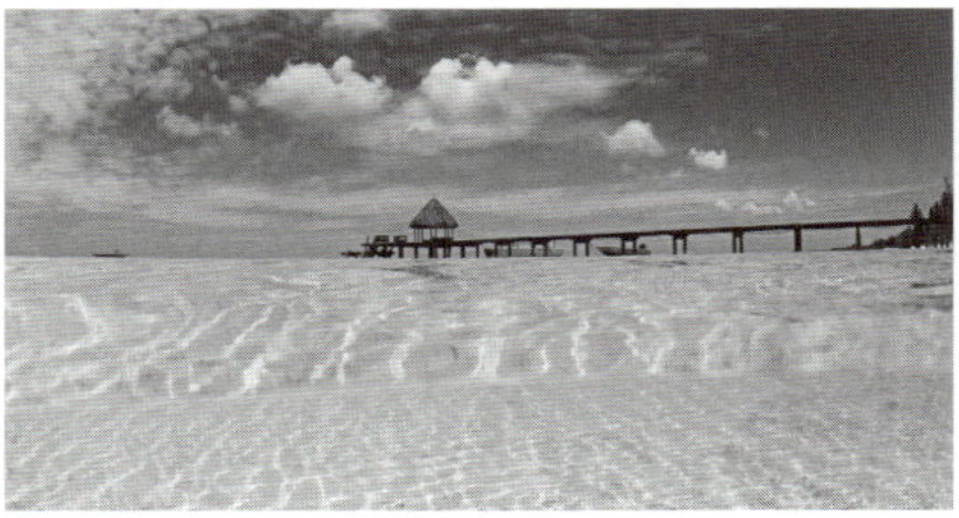

これはゲームではなく、リズムが流れます。
速いリズムの音を聴くことで、感覚のテンポを上げていきます。
目を閉じて、リラックスして聴いてください。

正解することより
パッパッと答える
ほうが大切です。
毎日やらなくてもOK！
忘れた頃に
やってみましょう！

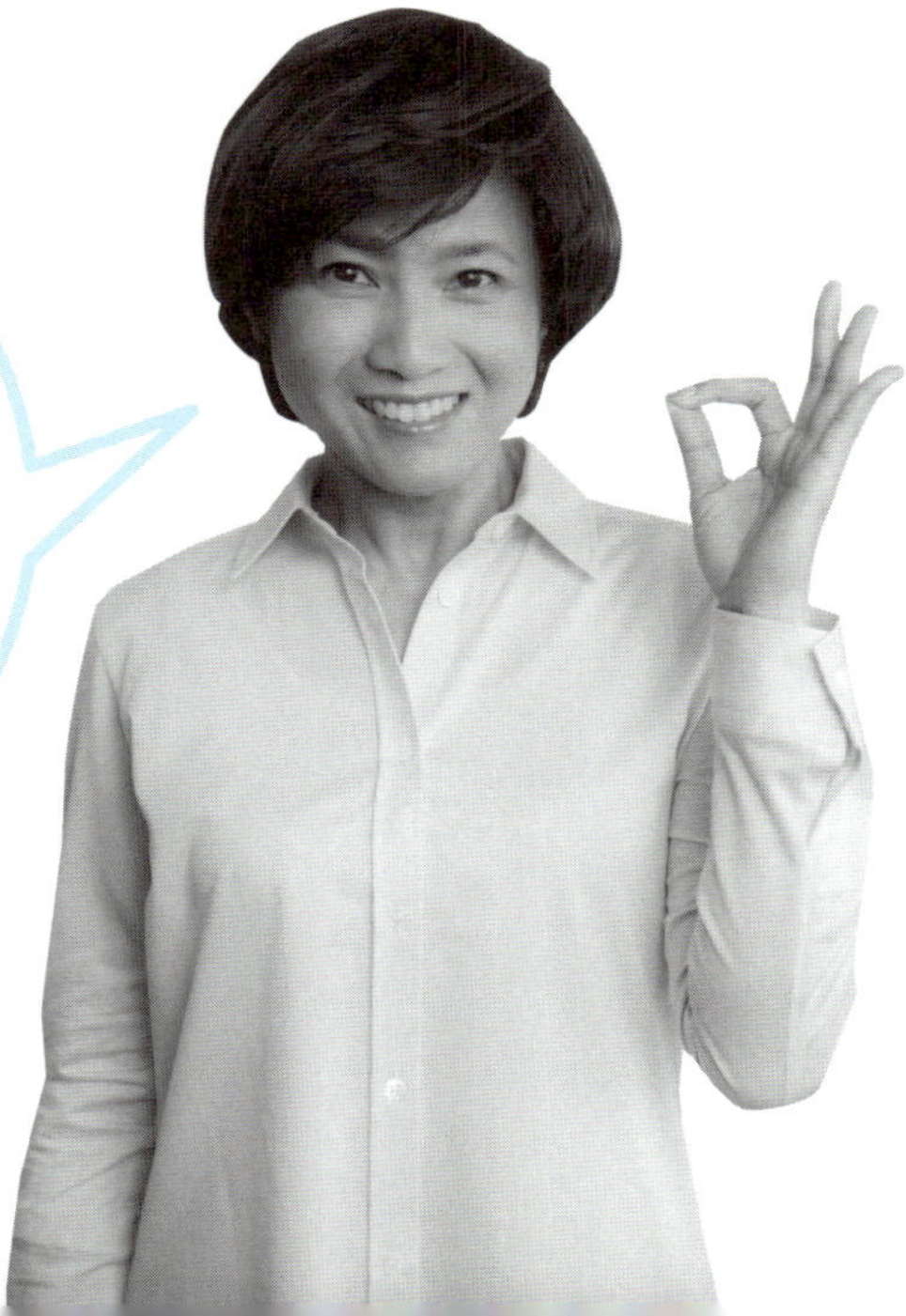

解説

なぜ流れる文字を見るだけで脳が活性化されるの？

街を歩いているとき、好きな曲が流れたとたん、その曲が耳に飛び込んできた経験はありませんか？　本屋さんをブラブラしているとき、好きな作家の新刊がぱっと目に飛び込んできた、というようなことはないでしょうか？　実は、何げない日常においても脳は膨大な情報を瞬時にキャッチしてそれを高速で処理し、欲しい情報を〝取捨選択〟しています。人間の脳は、生まれつきそれほど高性能な情報処理能力をもっています。ところが私たちはそんな脳のすごさに気づかず、自分でブレーキをかけて暮らしているのです。

たとえば、文章は1文字ずつ読まないと理解できないと思い込んでいませんか？　でも脳にはその何倍、何十倍もの脳力が備わっています。速読脳トレは、読めない速度で大量の文字を脳に送り込むことによって、本来の脳力を発揮できる状態にする、脳の準備運動です。

みなさん自身は読めないと感じても、脳はそれをキャッチして活性化し、本来持つ力を発揮しはじめます。「流れる文字」の動画を見た人の多くは「気分がすっきりする」という感想をもちますが、これは脳が本来の力を発揮できて「気持ちいい」状態だからなのです。

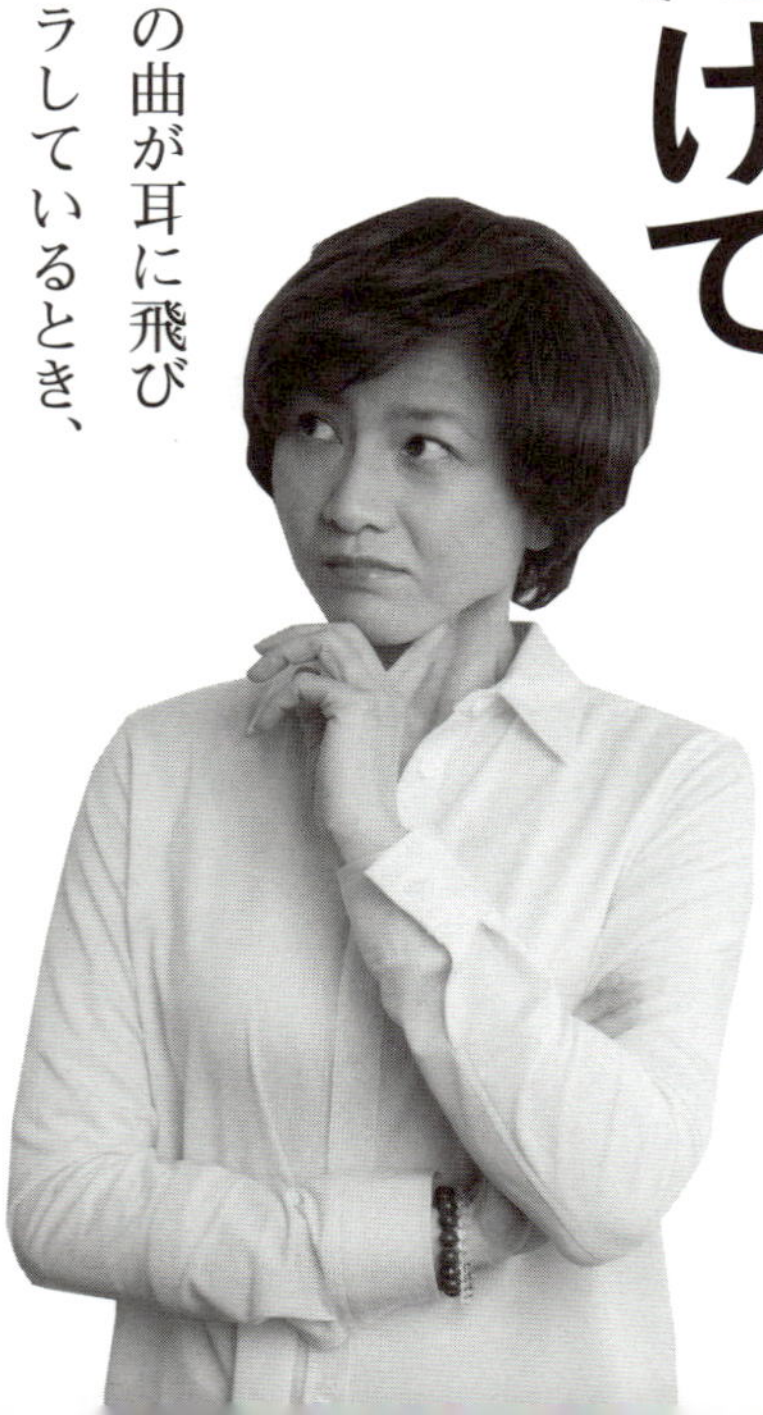

流れる文字を見るトレーニングに慣れてきたら

「流れる文字を見る」【上級編】を見てみましょう

1 分間 6000 字のスピードで流れる【初級編】をゆっくりに感じるようになったり、読めてしまうようになったら、脳の状態が変わってきた証拠。1 分間 9000 字のスピードで流れる【上級編】に移りましょう。

QR

時間がないときは

「時間がない日は」のトレーニングを見ましょう

忙しくてたった 5 分のトレーニングタイムさえ確保できない日もありますよね。そんなときは「時間がない日のトレーニング」を選んでください。これは 1 分間に 1 万字のスピードで約 90 秒だけ文字が流れる縮小版です。これだけでも脳は活性化します。

QR

家族みんなで

ひとりより家族と一緒のほうが楽しく続けられます

ひとりだとつい忘れたり、おっくうになったりしがちです。そんなときは家族と一緒に行うことをおすすめします。速読脳トレの変化はなかなか自分では気づきにくいので、家族みんなで気づいた変化を教えあうと、モチベーションもアップしますよ。

速読脳トレ・シニア教室は病気知らずで超アクティブ！

速読脳トレのシニアクラスに長年通っている高齢者のみなさんに、その効果と充実したシニアライフについて、うかがいました。

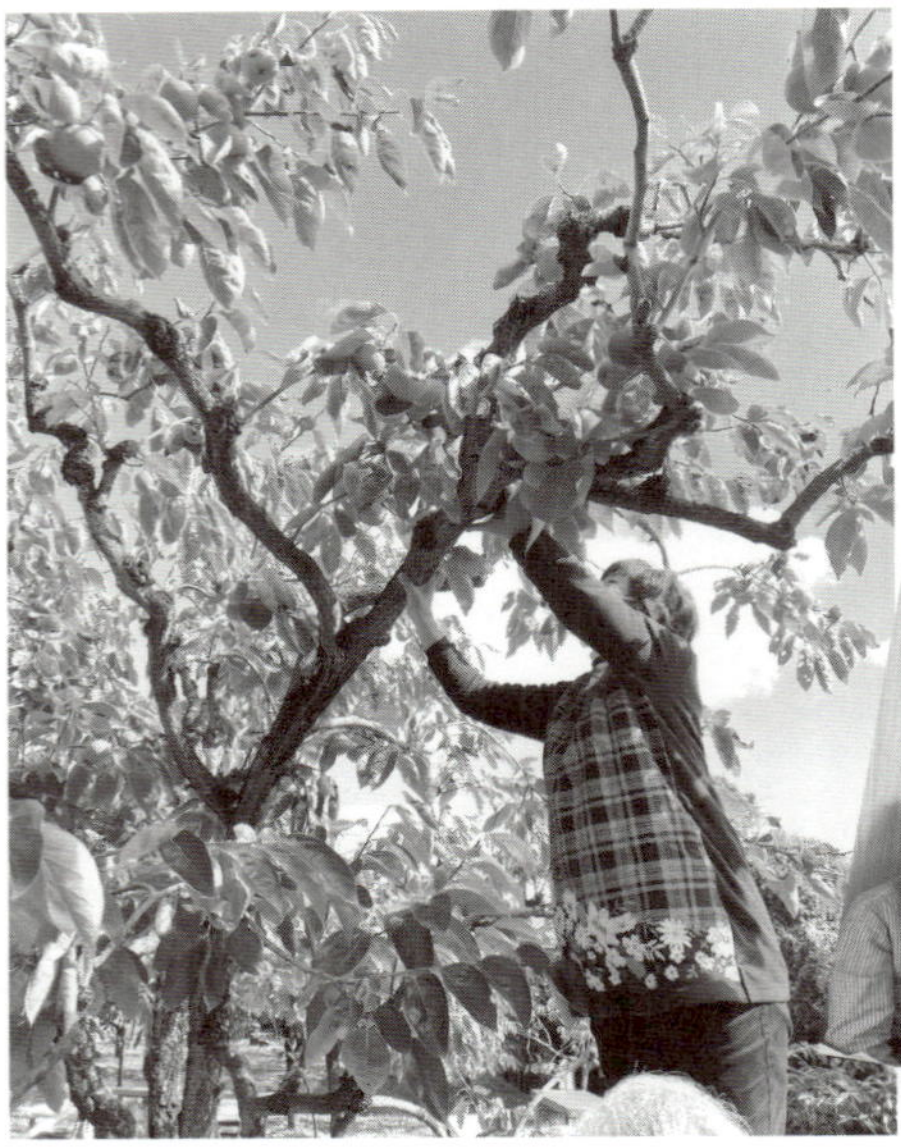

サークルはわきあいあいとした雰囲気。私も行くたびに元気がもらえます。昨年行った柿狩りでは、私もたくさん柿がとれました。

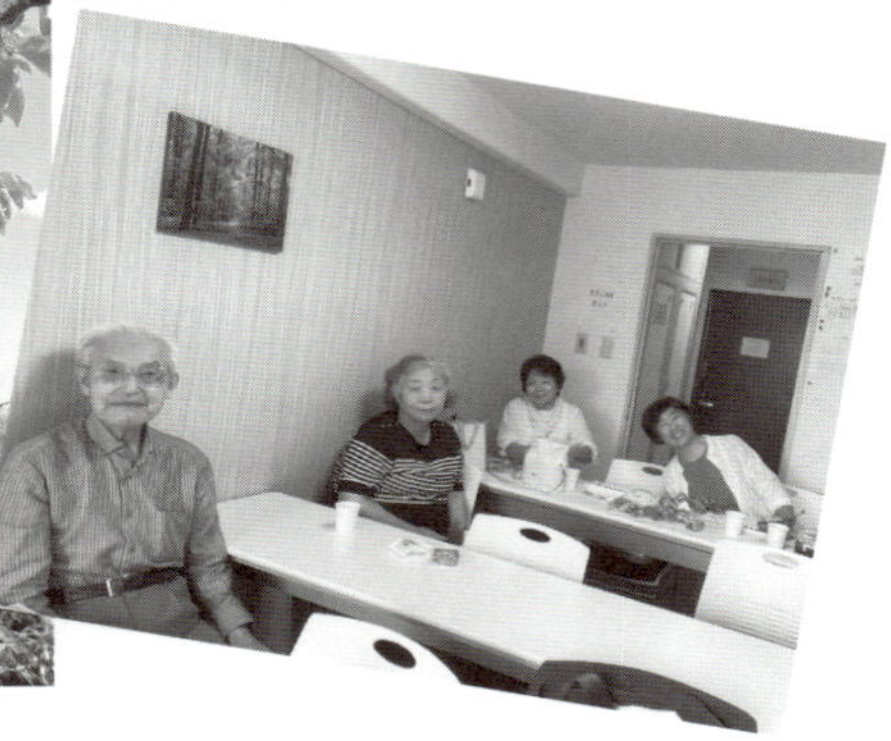

「もう年だからできない」なんて、誰も言わない

私は日本全国、各地で速読脳トレ教室を開催していますが、なかでも長く続いているシニア速読脳トレ教室をご紹介します。

こちらの速読脳トレ教室に通っているのは、60代以上の男女で、だいたい4～5名くらいが毎月1回集まります。現在は70代の女性が多いですが、なかには100歳の男性もいらっしゃいます。

基本的には会議室のようなスペースを借りて、おしゃべりしながら1時間半、速読脳トレを行います。活動は部屋のなかだけでなく、年に1～2回はバーベキューやお鍋の会をやったり、先日はみんなで柿狩りにも行きましたし、今度は牡丹《ぼたん》鍋をやろうと計画しています。

メンバーにはいろんな方がおられますが、みなさんお歳《とし》を聞いてびっくりするくらいお元気で若々しく、アクティブです。今、通っていらっしゃる方は、次のページからご紹介しますが、前にいらしていた生徒さんでは、70代で1日に社交ダンスを続けて30曲踊れる方や、70代半ばまで山登りやテニスを続けていた方も。家事の段取りがよくなって、料理を作る

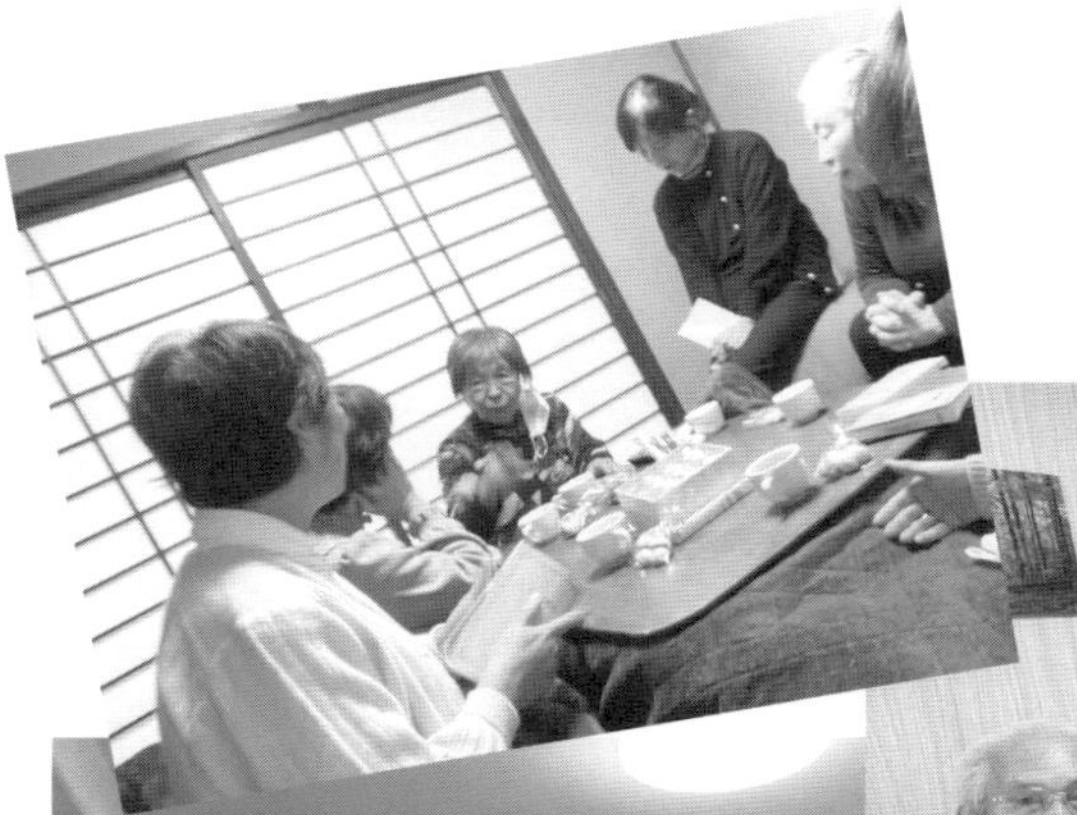
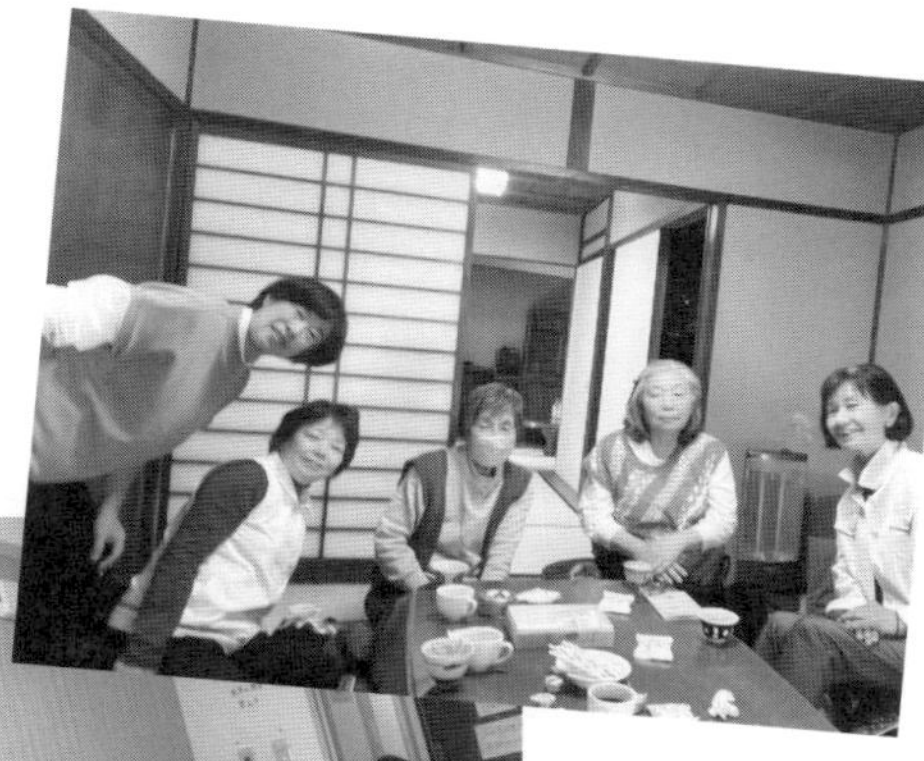
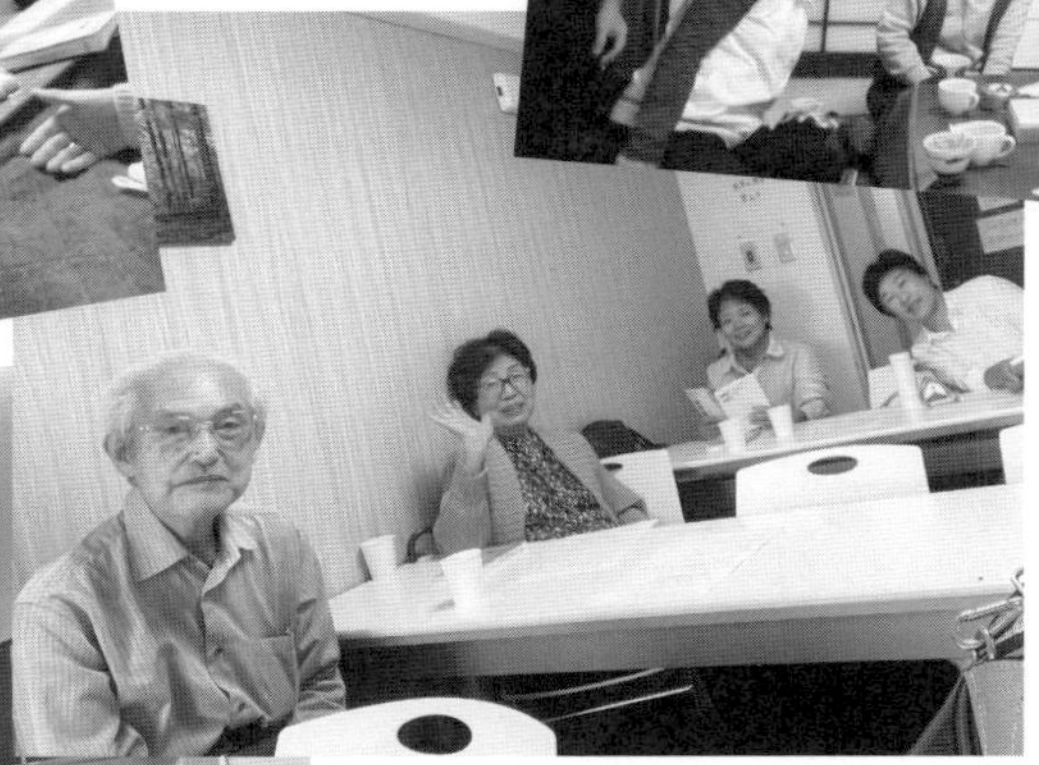
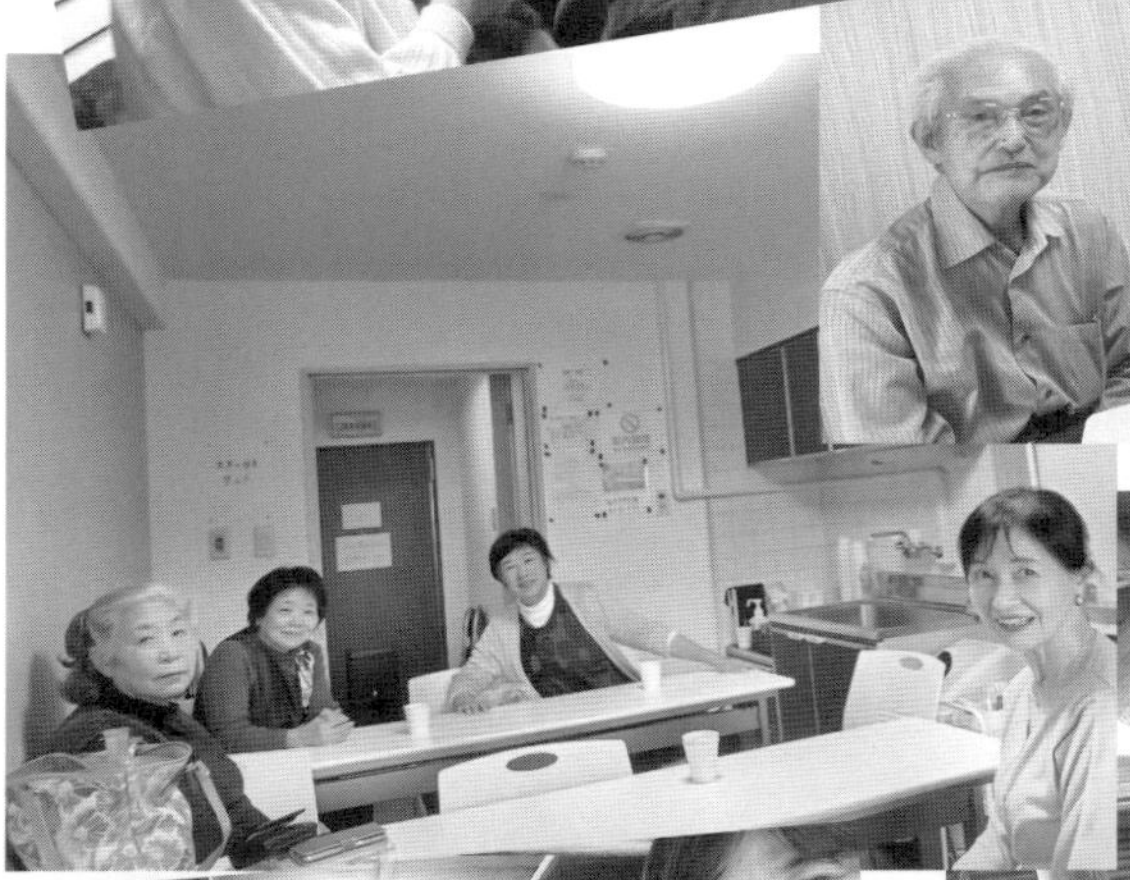
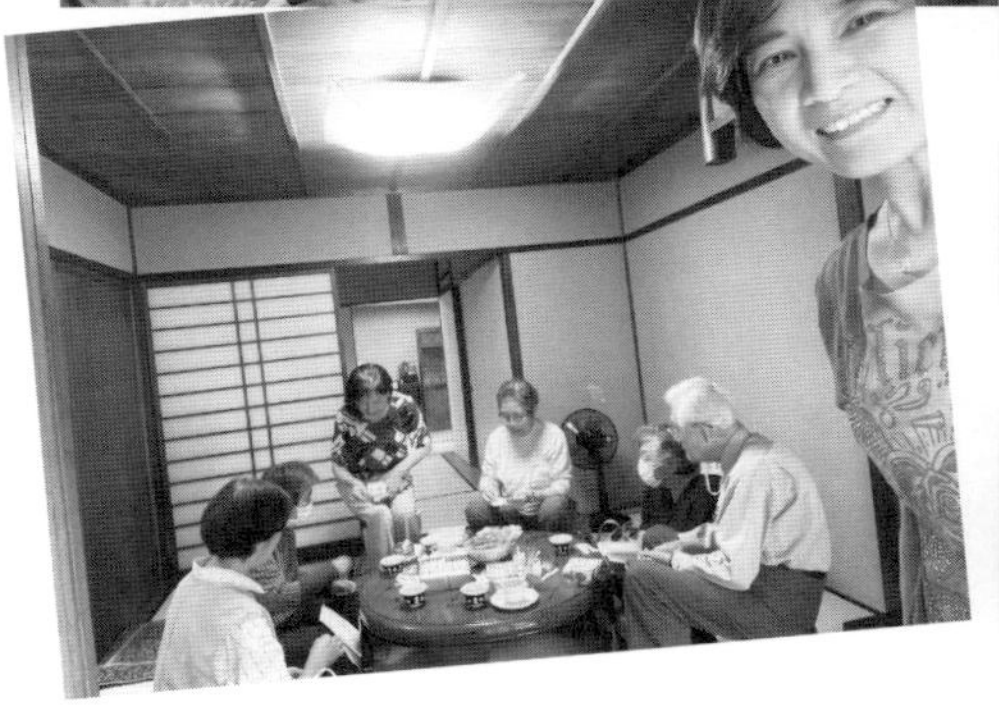
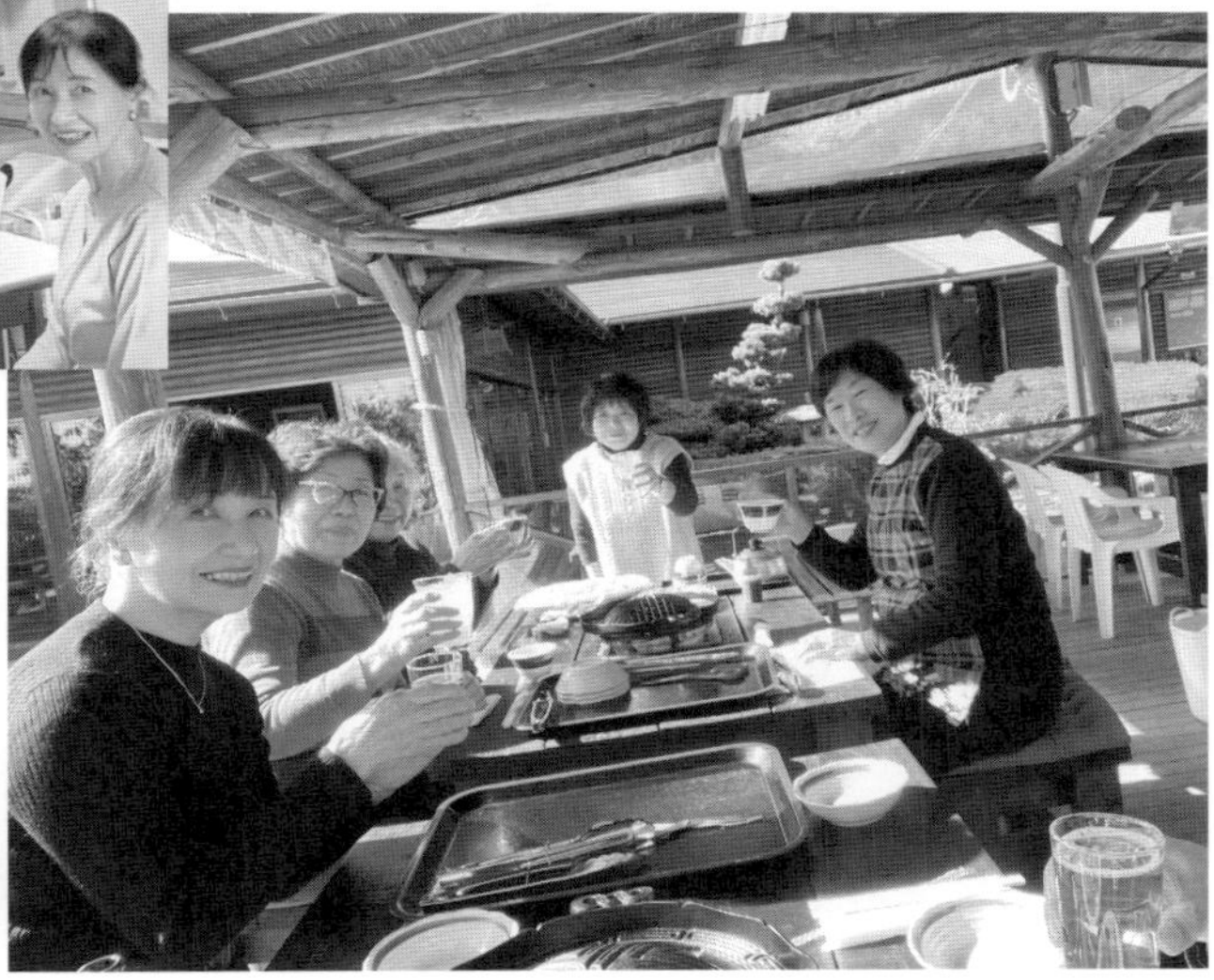

みなさんの速読脳トレ歴ははじめたばかりの方から15年以上のベテランまで！　共通しているのは毎日を心底満喫しているところ。

のが早くなった、時間に余裕ができたという声もよく聞きます。面白いことに「メニューに迷わなくなった」というご意見もあります。

みなさま、通い始めるときはたいてい体のどこかに不調があるものですが、速読脳トレをやることによって、いつのまにか不調がなくなり、どんどんと笑顔になっていきます。なかには、予防接種で病院に行ったときに、お医者さんから「ずいぶん久しぶりだねえ」と言われて、何年もお医者さんにかかっていなかったと気づいた方も。

速読脳トレをすると脳が活性化します。体と心をつかさどっているのは脳ですから、体の衰え方もゆるやかになり、メンタルの調子も上がります。

教室のみなさんも、何事にも積極的で、毎日が本当に楽しそう。私もいつもみなさんからエネルギーをもらっています。そんな元気なシニアのみなさんを次ページからご紹介いたします。きっと驚きますよ！

CASE 1

趣味の写真が、コンテストで表彰されました。

浅田嘉信さん（取材当時92歳）

速読脳トレの教室に通い始めて10年ほど経《た》ちます。月に1回、教室で呉先生に指導を受けているほか、自宅でもほぼ毎朝、トレーニングをするようにしています。たったそれだけなんですけどね、体の調子がとってもいいんです。高血圧を抑えるサプリメントは飲んでますが、これといった病気もありませんから、それ以外に飲んでいる薬はありません。

会社を定年になって写真を始めたんですが、速読脳トレを始める前と後では、撮りたいものがずいぶん変わりました。昔は自然の風景を撮るのが好きで、田舎のほうに足を向けることが多かったんですよ。それがこの頃は都市にある現代的な構造物に惹《ひ》かれるようになりました。速読脳トレをしていると、感性が若返るような気がします。

街を歩いていても、これまで気づかなかったものにたくさん気づくようになりました。「なんで今までこんな建物があることに気づかなかったんだろう」って思うことがいっぱいあります。

速読脳トレで視野が広ろがったことも実感します。そのせいか写真もバランスのいい構図がとれるようになりました。おかげでＪＰＳ（日本写真家協会）の写真コンテストで、数々の賞をいただくこともできました。

私の作品を見た人からは、20～30代の写真家だと思われることが多いんですよ。「撮ったのは私です」と言うと、本当に驚かれます。

90歳のときに写真の個展も開催

写真のほかに合唱サークルにもずっと所属していましてね。今も定期的に集まってはレッスンをしてます。声を出すというのは、とても気持ちいいんですよ。

日常生活で速読脳トレの効果を実感しているのは、車の運転に自信がついたことです。視野が広がって周囲も鮮明に見えるので、車を運転していても不安を感じなくなりました。運転免許はずっとゴールド免許ですよ。

90歳を過ぎた今も脚力は健在ですよ。毎日のようにカメラをかけては、街をぶらぶらと歩いています。これからもどんどん都会に出て行って、人と交流を持ったり、いろんなアングルの写真を撮りたいと思っています。

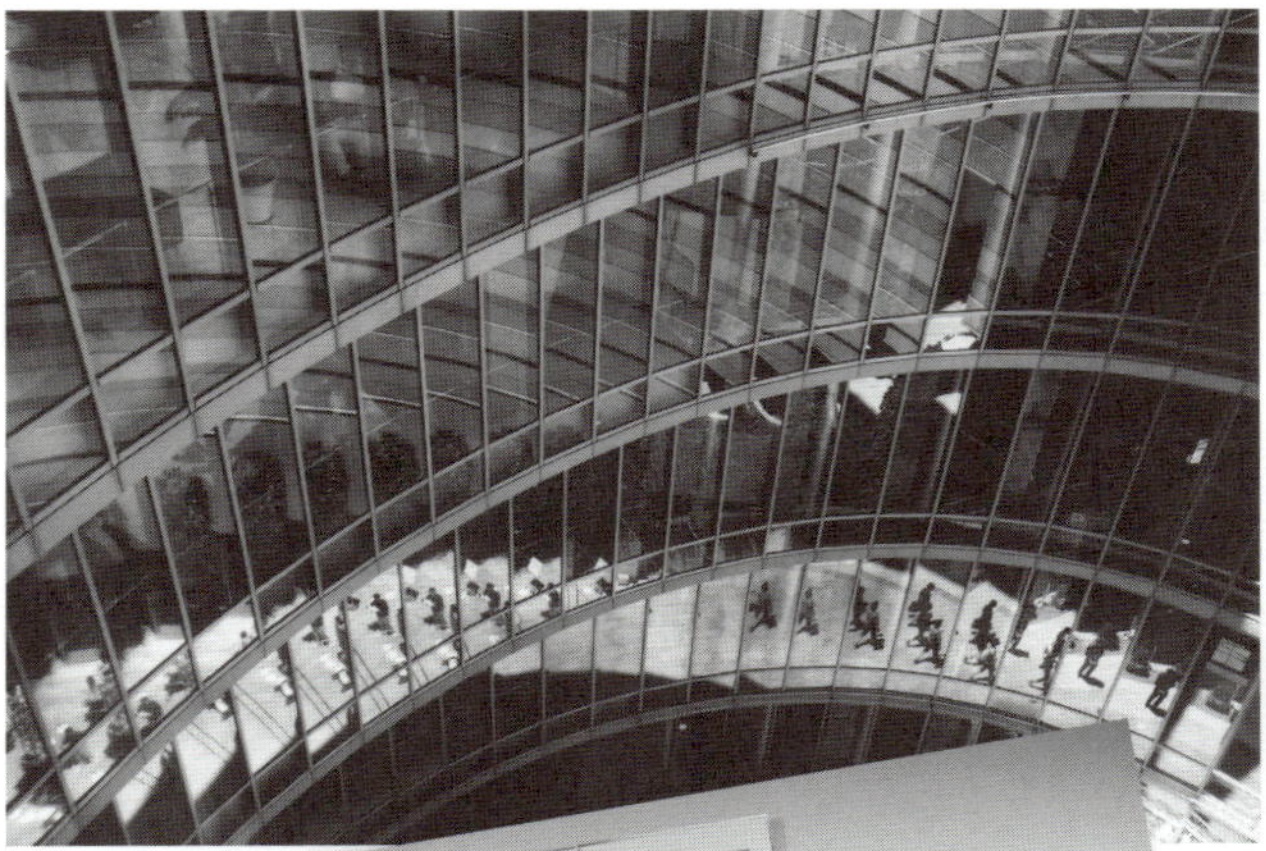

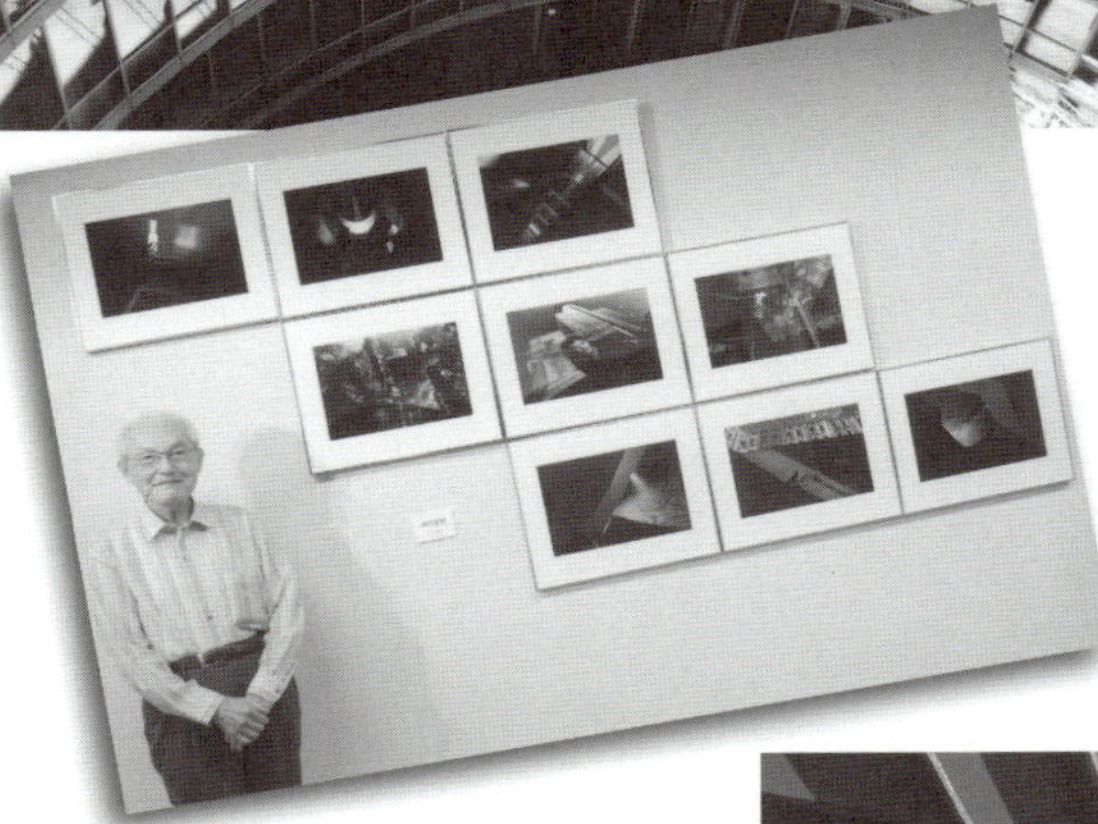

現代的な建物を独自のアングルで切り取った作風で数々のコンテストに入賞。個展を開催すると、「90 歳の写真家の作品と思えない」と評判に。

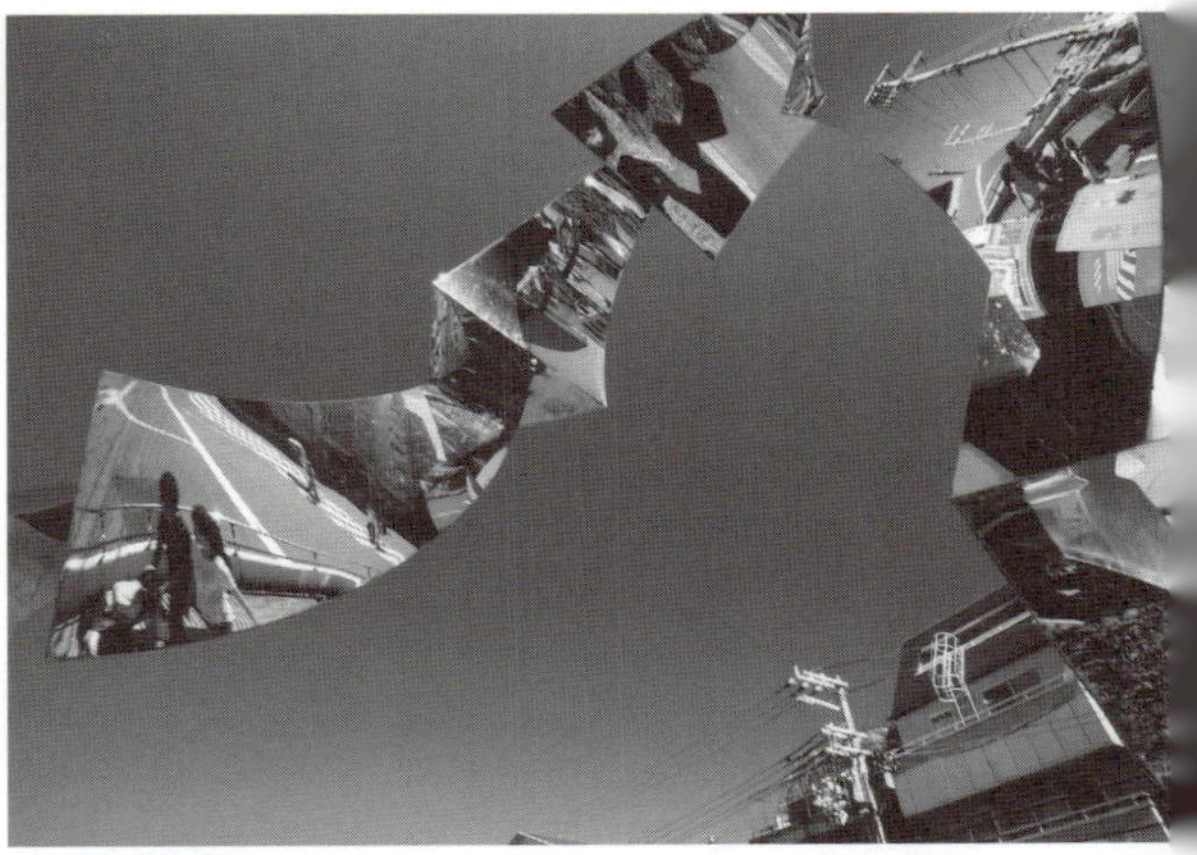

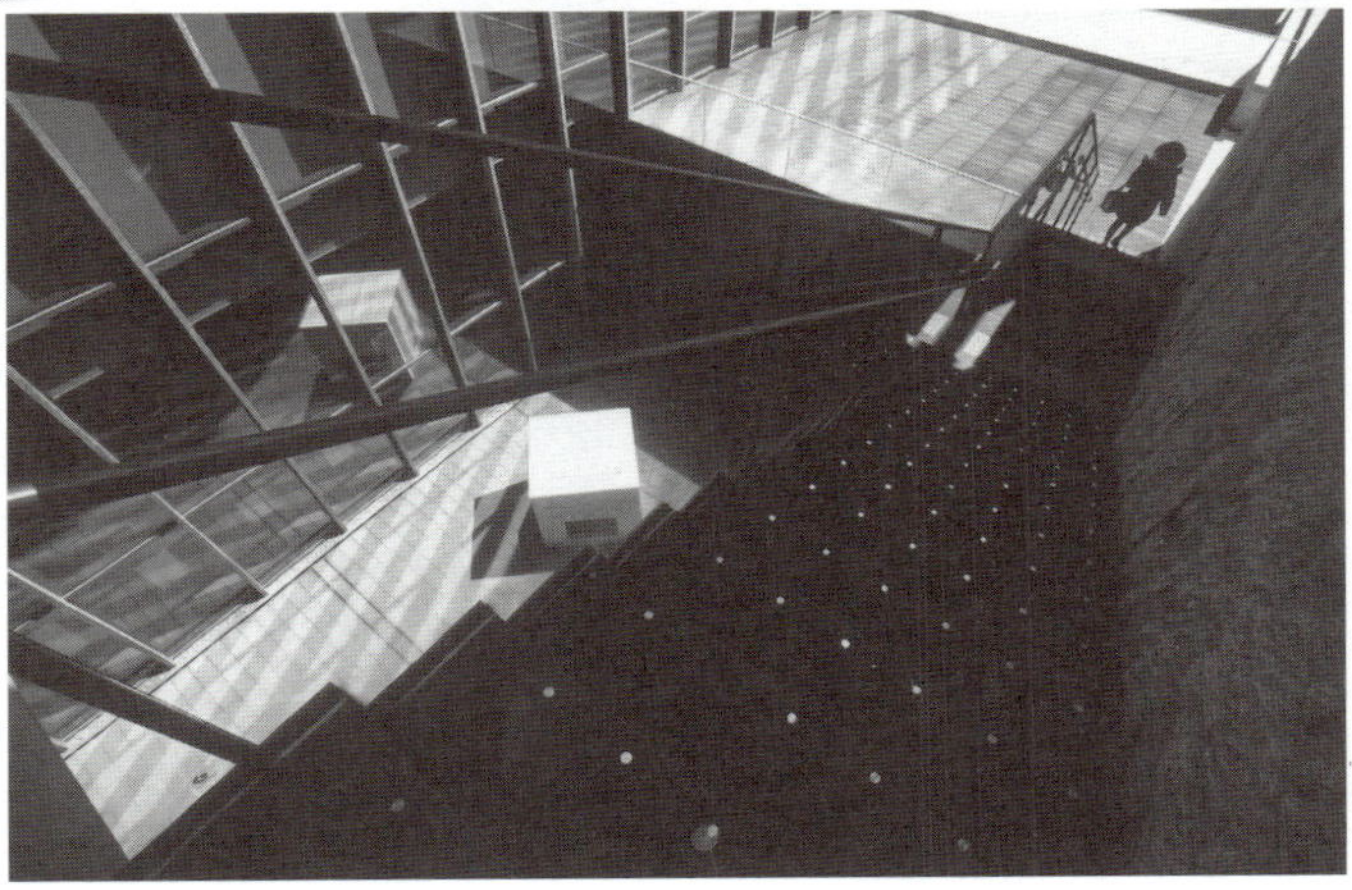

“100歳の今も日常生活に不自由なく、元気です！”

◆◆◆

取材当時92歳だった浅田さんも今は１００歳。この改訂版発行にあたって再度お話を聞きました。

97歳のときに免許は返納。１００歳を機に写真サークルと合唱サークルは引退したそうですが、シニア脳トレ教室には今も通っておられます。シニア脳トレ教室は84歳から始めたので、もう17年目。「日常生活は不自由なく送れています。速読脳トレは私にとって非常にプラスになっていると思います。まだまだ続けていきます！」と浅田さん。これからも末永くお元気で！

CASE 2

仕事を掛け持ちして忙しいけど、疲れは感じません

下西順子さん（取材当時62歳）

35歳で再就職後、事務の仕事をしてきました。速読脳トレを始めた当初は、細かい数字を見るのが楽になったり、読み書きが楽になって、書類作成の作業が早くなった感覚もありました。今はそれが当たり前になっていますね。そして、同時並行でいろんなお仕事ができるようになったかな、という気はしています。

私は木材伐採業者の組合に勤めていますが、それと並行してもうひとつ別のお仕事を掛け持ちしているんです。そこは公共の研修・宿泊施設で、まったく違う業種です。

どちらも事務のお仕事がメインなんですが、木材の組合では桁《けた》という長尺材のセリ市も開催しています。セリの計算からお客様応対など、セリ市の日は目の回るような忙しさですが、臨機応変に動けているのは、速読脳トレの効果かな。

還暦を過ぎても毎日ぐっすり眠れます。

今は2つの仕事ですが、以前までは3つの仕事を掛け持ちしていたこともあるんです。忙しいと感じてはいましたが、とくに疲れることもなくいつも楽しんで働いていました。

あちこちの仕事をしていても、電話を受け間違えたことは一度もありません。どの会社にいても切り替えがうまくできているみたいです。

パソコンは仕事で必要なので使っていますが、エクセルで関数を駆使して仕事に活《い》かすことが生きがい（笑）。そういえば速読脳トレを始めて病気をした記憶がありません。風邪もひきませんし、疲れて寝込むこともないです。

そんな私の働きぶりを見た人からよく「いくつなの？」って聞かれるんですけど「精神年齢45歳ですけど、何か？」と答えるのがお決まりです（笑）。

歳をとると眠りが浅くなるとか、睡眠時間が減るっていいますよね。でも、私は今もぐっすり眠れます。速読脳トレ教室の生徒さんは、私よりご年配の方が多いですけど、みなさんそうおっしゃいます。ということは、それもお速読脳トレのおかげ。毎日しっかり寝て、元気に働く。それが私の生きがいになっています。

◆◆◆

取材から8年が経ち、もう一度下西さんにお話をうかがうことができました。

体が元気だから いろんな仕事ができます！

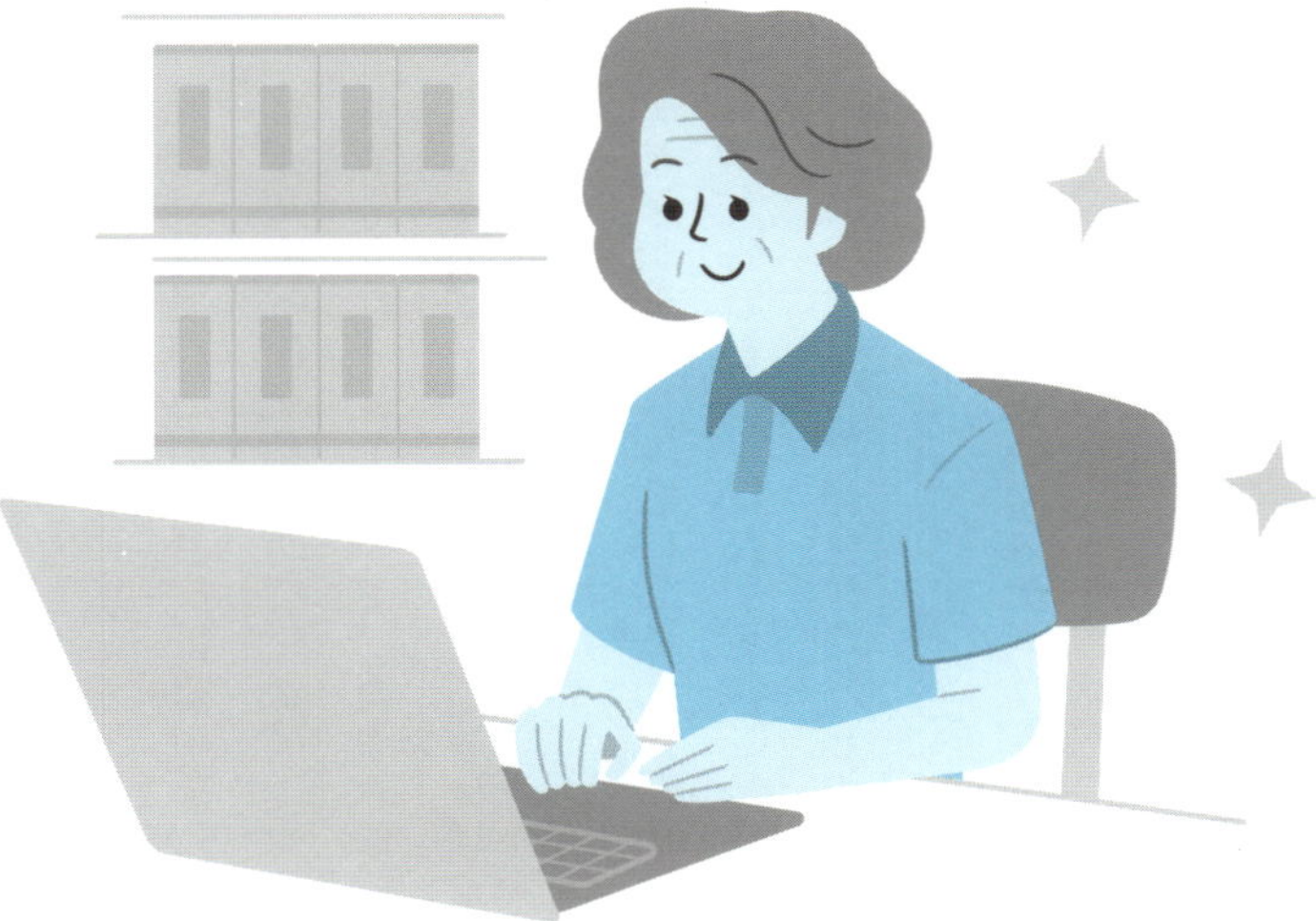

70歳になった下西さんですが、まだ木材伐採業者の組合に勤め続けているそうです。公共の研修宿泊施設でのお仕事は退職されたそうですが、なんとほかに新しく2つの仕事の掛け持ちを始めたそうです。「もうそろそろ仕事は減らそうと思ってますけどね（笑）」と下西さん。

70歳になったことを機に、来年の半ばくらいにはいったん仕事には区切りをつける予定という下西さんですが、必要とされているうちは何かの仕事は続けたいとのこと。相変わらず「楽しく働き続けること」が元気の秘訣《ひけつ》のようです。

また、8年経っても下西さんは病気知らずのまま。新型コロナウイルス感染症もインフルエンザもかかったことがないそうです。速読脳トレ歴も十数年にもなろうという下西さん。

「同年代の人に『視野が広いね』って言われることがあります。一緒にいても、いろんなことにワンテンポ早く気づけるみたいなんです。私としては当たり前になってしまっているので気づかなかったんですが、これも速読脳トレの効果なのかもしれませんね。私は仕事も趣味もいったん始めたら長く続くほうですね。これからも速読脳トレを続けていって、楽しく働いていきたいです」

CASE 3

毎日外に出かけることが老けこまないための秘訣

田中敬子さん（仮名・69歳）

私が速読脳トレを始めたのは、お友だちに誘われたのがきっかけです。

私は団体職員として長い間働いていました。それを65歳のときにやめて「なにをしようかな」って思っていたときに誘われたんです。ですので速読脳トレはかれこれ4年ぐらいやってますね。

初めて呉先生にお会いしたのはバーベキュー大会のときでした。その後の初めての教室の日は、呉先生がなんと姿をあらわさなかったのでよく覚えています（笑）。その日は手帳にスケジュールを間違えて書いてしまったそうです。普段は予定を間違えることなんてまったくない呉先生なので、ふりかえって考えてみればすごく珍しい事件ですね。

私はずっと事務で座り仕事をしていたので、肩とか腕回りが痛かったんです。五十肩も患って、病院や整骨院に通っていました。あのときはつらかったですね。あと、肩からくるものなのか指も「ばね指」になってしまったり。

「ばね指」ってわかりますか？　中指を自分でしっかり伸ばすことができなくて、無理に伸ばそうとするとバーンとバネが弾けるみたいな感じになって、痛むんです。そういった体の不調も速読脳トレを始めてからだいぶん楽になってきましたね。ばね指もだいぶ違和感がなくなってきました。

趣味が続けられるのもこの速読脳トレのおかげだと思います。趣味を続けるには体が健康じゃないとダメだと思いますが、けっこう気持ちも大事。まわりの人を見ていると、やる気をなくしたり、引きこもってしまう人も多いんです。働いていたとき、後輩から「田中さんはいつも楽しそうに生きてらして、私の目標です」と言われたことがあります。いつも明るく生きていかなきゃ、と思いますし、そう生ききりたいです。「いつも笑ってますね」と言われることが目標です。

速読脳トレは、体の不調もそうですが、気持ちも前向きになれる気がしています。何か新しいことをやろうとする気持ちが衰えないんです。

毎日いろいろな趣味を積極的に楽しんでいます。

今は速読脳トレのほかにもいろんなことに挑戦しています。コーラスや体操、高齢者向けのサロンにも通っています。

「いつも笑ってますね」と言われるように生きたいです

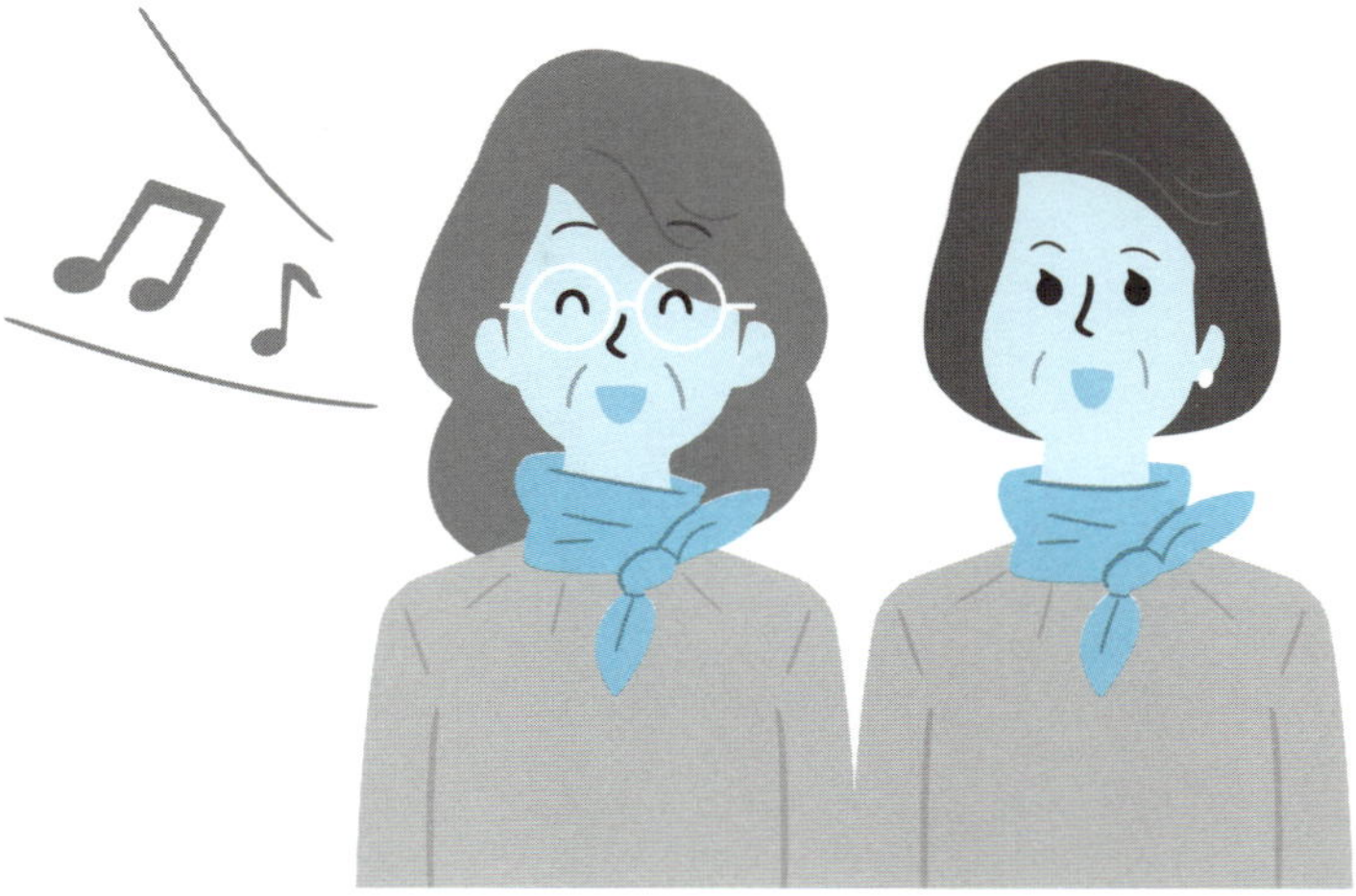

こんな歳なんですけど、英会話も始めました。昔、海外旅行に行ってもぜんぜん言葉がしゃべれなくて、買わなくてもいいものを買わされてしまったことがあって。少しはしゃべれるようになって、また海外に出かけたいと思っています。

不思議なことに、「やりたいな」と思っていると、近くに教室ができたりして、きっかけが向こうから飛び込んでくるんです。

仕事をやめてからのほうが忙しいくらい（笑）。毎日のようにどこかに出かけています。家から出なくなったらダメなような気がしていて。用事がなければ朝もゆっくり寝てられるんだけど、でもどんどんすべてに意欲がなくなってしまうんじゃないかな。日々いろんなところに出かけるってこと自体が目標になっていますね。

私、死ぬまでにしたいことをリストにして、ちょっとずつ実現しているんです。だんだんと達成できているんですけど、あとひとつだけ目標があります。それは、子どもの頃に習っていたピアノを再開すること。まだまだ頑張れると思うので、弾けるようになったらいずれ孫と連弾がしてみたいです。孫には嫌がられるかもしれないけど（笑）。

CASE 4

毎日を楽しみながら凛としてステキに生きたい！

恩塚常世さん（76歳）

古希を迎えるにあたり、70年間生まれ育ち、仕事をしてきた福岡を離れ、京都に来ることを決断しました。私の人生の最終編はいちばん大事な愛する娘のそばで過ごしたいと思ったからです。

たくさんのよき仲間たちと友人に恵まれ支えられてきた福岡での生活でした。

家を探しているときに、偶然娘の住んでいる家の隣のマンションが空いたんです。やっぱり神様っているのかもしれませんね。娘は「ママと私の日頃の行いがよかったからよ」って言いますけど（笑）。

それからもう一ついいことがありました。3年後にあきらめていた孫にも恵まれ、ただただ感謝！

京都に越してきて6年、幸せです。

京都に来て心にゆとりができたのか、〝生きる〟というよりも〝生かされている〟としみじみ思うようになりました。

この生かされた残りの人生、楽しく楽しく過ごしたい。今、自分がやりたいこと、今、自分ができることってなんだろう。もちろん、まわりも自分もハッピーで笑顔でいられるためには、まず目の前のことを大事にしなければなりません。

水彩画をやりたい。

脳トレになるという麻雀も面白そう。

母がつくってくれた若いときの着物や、祖母や母の着物もタンスの中で泣いている（笑）。なんとか着たい、着られないものはリメイクできないものか。

せっかく45年間、飲食にたずさわってきたんですもの、この年になると食べるということがどんなに大事で楽しいことか。ささやかでもいい、京都でもパーティをしたい。日本のよさを大切に、もっともっと季節を感じ、行事を楽しまなくては。また海外旅行も行きたい。そのためには元気でないと！

楽しいから続けられる。ひざや肩の痛みも軽減

この速読脳トレ教室は、最初、シニアサークルからの用件で訪れました。

呉先生はじめ、雰囲気がよくて、その日そのまま参加させていただき、今に至ります。

じつは私、生まれつき足のひざ半月板異常で中学のときと40歳のときと3度手術をしています。長い間、整形外科とつきあってきて、ひざの痛みには長年悩まされてきました。

好奇心とワクワク感を忘れず好きな自分でいたい

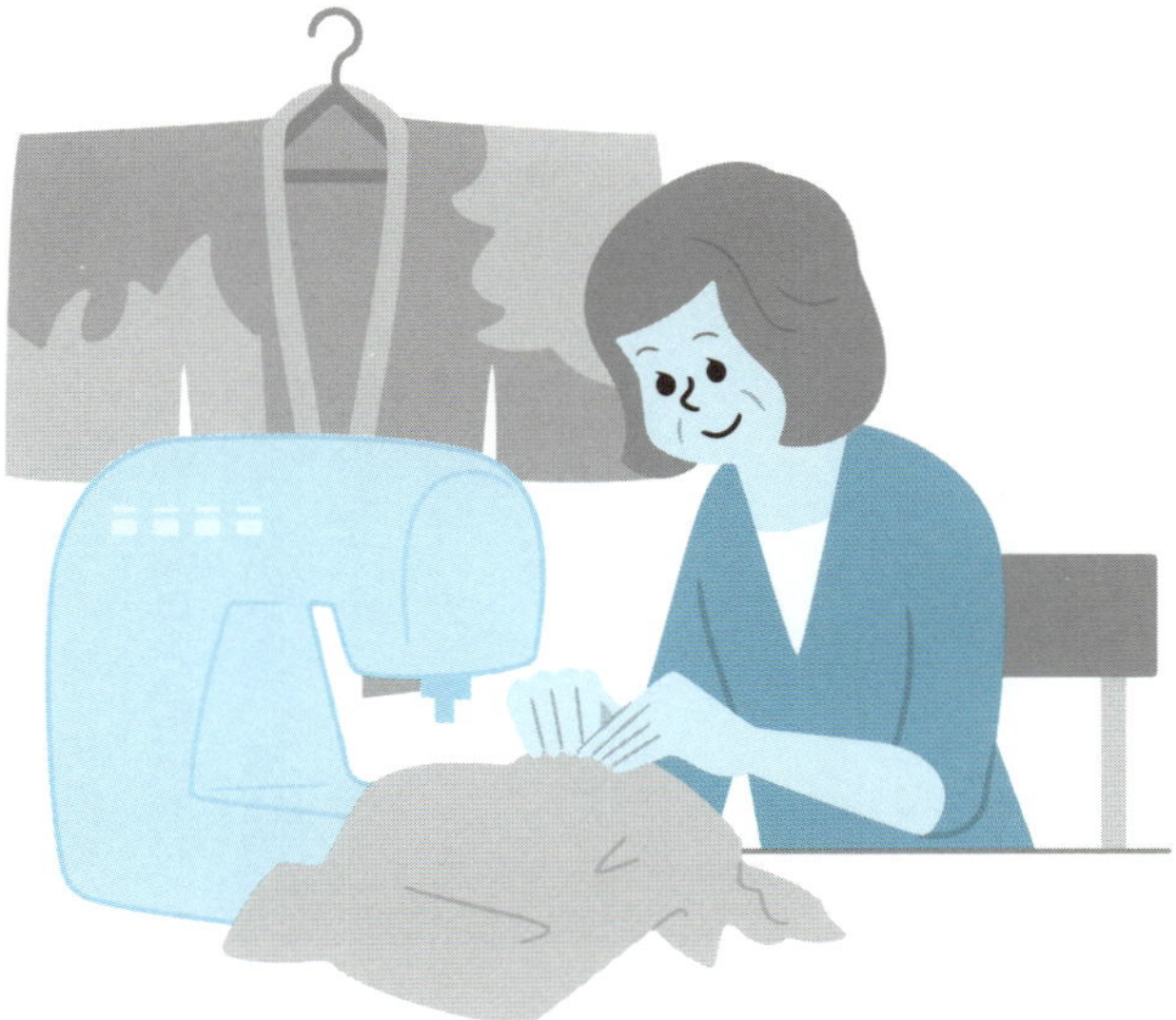

速読脳トレ教室に出席して、呉先生がおっしゃる通りにしてみると、痛みが和らぐ気がしたのです。

痛くない、よくなる、大丈夫だと思うと、それが脳に伝わり、脳が活性化され、そうなっていくんだと思えたのです。不思議なことに、だんだん少々の痛みは気にならなくなりました。

五十肩のときも、病院に通っても肩があがらずにいたのに、速読脳トレ教室で呉先生にみてもらうと、〝まさか!?〟その日のうちに肩が上がるようになったので、びっくり。

教室の仲間にも「通い始めた頃は、いつも痛い痛いって言っていたけど、言わなくなったね」と言われました。教室もやっぱり人間関係です。先生をはじめ、メンバーの皆さんが良い方ばかりだから、続けられます。楽しくないと続きません。

シニアと呼ばれる年になっている今も、好奇心とワクワク感を忘れずにいたい。今までの人生を糧に、人として大切なことを忘れず、好きな自分でいたい。

そして残りの人生、この京都で悔いを残さないよう、速読脳トレ教室も続けながら「今これでいい」と思える一日一日を楽しみながら過ごしていきたいと思っています。

インストラクターからの事例報告

お婆ちゃんはますます元気に、息子はサッカーが上達など家族みんなに速読脳トレ効果が！

台所仕事で、一度に2つ3つ同時進行できる

渡辺由香さん（仮名・58歳）

私はもともと速読脳トレに興味があり、呉先生の教室でインストラクターの資格をとりました。今から5年ほど前になりますが、せっかく学んだので、「老化の予防」にと、軽い気持ちで母に速読脳トレをすすめました。当時、母は84歳くらい。昔から仕事の早い人でしたが、「年をとったら台所仕事が遅くなってきた気がする」と気にしていたのです。

しばらくトレーニングをしていると、知人から「お料理もお掃除もたくさんされますね」とか、「若い人よりもテキパキしていますよ」などと言われるようになりました。本人は「そんなことないよ」と言っていたのですが、次第に母も自分で気づいたようで「台所仕事が２つ３つと同時にできる」と喜んでいました。自分から「これとあれができてるなんてすごいよね」と言うようになって（笑）。

同世代の方と比べると、若いときと同じようにずっとできていると思います。

私自身、速読脳トレで本が速く読めるようになったのはもちろん、仕事のスピードも速くなりました。滝から水が落ちるように、次にこういうことしてみよう、こうしたらいいんじゃないかなと、やることがどんどん浮かんでくるんです。

呉先生の教室に通っていたとき、同じクラスにとても熱心なビジネスマンの方がおられて、「どんなふうに変わりました？」と聞いたところ「後ろにも目がついているようだ」とおっしゃったんです。前を向いて仕事をしていても、後ろにある本棚から、部下があのファイルを取ろうとしているなとわかるんですって。

私はそこまではありませんが、たとえばお料理なら同時に何品も作ることができます。手が追いつかなくて、手がもっとあればいいのにと思うくらい。

すきま時間にあれこれ細かい用事をませられるので、時間を有効活用できるようになりました。

精神面でも、やりたいことがたくさん浮かんできて、落ち込んだりしているヒマがありません。ずっと病気もしていませんし、気持ちや考え方と同じように、体も活性化されている気がします。

89歳の祖母にトレーニング。ますます元気で前向きに

石田義行さん（44歳）

私は2014年に速読脳トレのインストラクターの資格をとりました。カルチャーセンターで教えてみないかという話がありまして、練習がてら、89歳の祖母に試してみることにしたのです。

祖母はその年でまだ仕事をしており、新聞も毎日読み、日本舞踊もする、元気なお婆ちゃんではありました。

2週間に一度祖母の家に行き、目のストレッチ、トレーニングとおしゃべりで1時間半くらい。目に見えて変わったのは読書速度で、6回目で倍になりました。

また、外に出るのをおっくうがり「寒い」とか「年だから」とか言い訳をしていたのが、「じゃあ家の中を歩くわ」と家の中を何周も歩くようになり、昔話をしていてもかなり詳細に思い出せるようになりました。

しかし翌年、日本舞踊の練習を慣れない部屋でやったとき、転んで太ももを骨折し、入院してしまったんです。「普通はこのまま寝たきりになってもおかしくない」と病院で言われました。足にボルトを入れる手術もしましたし。ところが90歳にして「もうリハビリすることがないから」と病院を追い出されまして（笑）。

入院中もトレーニングは続けていました。同室の患者さんには、祖母より年下でも認知症の方々がおられて、看護師さんを呼んであげたり、ほかの方のお世話をしていたそうです。「どっちが年寄りかわからんわ」と言っていましたね。

退院したときは杖《つえ》を使っていましたが、今は杖なしでも歩けるまでに回復。

ますます元気で、美術館めぐりや面白い展覧会、紅葉狩り、外食にと、何かと私がかり出されます。アレが食べたい、ここに行きたいと、自発的に投げかけてきますね。弱々と家に閉じこもることはまったくなく、「もう長くないから」とも言わなくなりました。年をとることへの不安が減ったようです。

また、一緒に教室に通っていた息子は、サッカーが上達し、足が速くなりました。義務教育で速読脳トレが採用されればいいのにと思います。

自分自身の変化としては、海外で新規事業を立ち上げる準備をしています。

本業は不動産とIT関係ですが、海外でカフェをやることにしました。まったくの新業態ですから、何年か前の自分なら、リスクがある、経験がない、おっくうだと敬遠していたと思います。それが今では、自分にしかできないだろうと意欲的に取り組んでいる。

家族みんなに、さまざまないい変化があらわれ、速読脳トレをやってよかったと思います。この経験を広めていければと思っています。

解説

脳をいい状態にすれば「老い」なんて怖くない

速読脳トレを始めたシニアの人たちの充実した毎日をご覧になっていかがですか？　みなさんが想像する「老い」のイメージとはまったく違っていたのではないでしょうか。ちまたでは、老いてくると体力がなくなって、やがて気力も意欲もなくして、認知症になるか寝たきりになっていく……なんていうイメージがありますが、速読脳トレを続けている高齢者の方々はホントにお元気。体が健康だから、毎日をアクティブに楽しんでいます。

この頃は、若くても体力がない人もいますし、意欲のない人たちもたくさんいます。健康で充実した毎日を送るのに、年齢は関係ないということがわかってもらえたでしょうか。脳の状態を整えていれば、何歳だろうと元気でいられるのです。「テレビに出ている俳優さんの名前が思い出せないわ」とか「昨日、何を食べたか思い出せなくなった」と言って、認知症を心配する人も多いですが、そんなことは気にしなくて大丈夫！　だってその俳優さんのことを年に何回も思い出す必要なんてないでしょう？　また1年365日、3度3度食事をしているのを、1回ごとに覚えている必要がありますか？　俳優さんの名前がどうしても気になるなら、検索して調べて思い出せばいいだけ。あるいは家族に「昨日、何食べた？」と教えてもらえばいい。

ただ、認知症になったらどうしようと心配する気持ちはわかります。また、年を重ねたら、今までできたことができなくなったり、意欲がなくなるのでは、という怖れもあるでしょう。

そうならないように、日頃から脳をいい状態にしておくことが肝心です。速読脳トレは、1日にたった5分ほどの作業で脳を活性化します。

脳が活性化していれば、日々衰える感覚はなくなり、反対にものごとへの意欲が湧いてくるはずです。20代と同じことができるようになるわけではありませんが、今できていることはずっと続けられます。「年だからできなくなった」という声を聞くことが多い中、できることがキープできる、というのは素晴らしいですよね。

しかも速読脳トレはいつからでも始められます。80歳だから、

90歳だからと、あきらめる必要はないのです。

速読脳トレを始めると、よく眠れるようになり、頭がすっきりする、風邪をひかなくなったという声をよく聞きます。そして体を動かすことが苦にならなくなり、新しいことにチャレンジする気持ちが湧いてくることを実感される方も多くいます。

「できるかも！」「やってみよう」「あれ？　できる！」と思ったら、脳が活性化している証拠。そこからは、できて当たり前の生活を続けましょう。

「老い」とは自分で「私にはできない」と、老化にＯＫサインを出している状態です。心のリミッターをはずせば80歳だろうと90歳だろうと人生は楽しめます。１日たった5分、ＤＶＤを眺めるだけで、今ある、もしくはいずれ来るシニアライフが、見違えるように楽しく充実したものになると思います。

気づいたときがチャンス！今からでも十分間に合います。

脳の老化チェック

- □ 1日中ぼんやりテレビを見てしまう
- □ 「アレ」「ソレ」だけで会話している
- □ 身近な人の名前がすぐに思い出せない
- □ 同じことを何度も尋ねる
- □ 家に同じものがいくつもある
- □ 外出がおっくうになった
- □ 新聞や本を読むことが減った
- □ 身だしなみに気を使わなくなった
- □ 今、何をしようとしたんだっけ?と思うことが増えた
- □ 以前は好きだったことも関心がなくなってきた
- □ 今日が何年何月何日か、とっさに答えられない
- □ 外出先から自宅へ帰る途中に迷子になったことがある
- □ 水道やガスの出しっぱなし、つけっぱなしをした
- □ 預金通帳など、大切なものをしまった場所を忘れてしまう

1/3以上にチェックがついた人は、普段あまり脳を使っていない生活になっているかもしれません。積極的に新しいことに取り組みましょう!

訪問看護の専門家も驚愕《きょうがく》。これは奇跡なんかじゃない！

速読脳トレが認知症や重篤な後遺症の患者さんに驚くべき効果をもたらした！

私の速読脳トレ教室に通っている方たちの体験から、速読脳トレが認知症やそのほか多種多様な症状の改善や緩和に効果があることは、身をもって実感しています。その事例もあとでご紹介いたしますが、実際の医療の現場でも、速読脳トレが成果をあげているとの報告を受けています。

たとえば、私が主宰する脳開コンサルタント協会のインストラクターの一人は、病院で理学療法士として働いており、リハビリメニューに速読脳トレを加えています。

ある80代男性（Aさん）のケースをご紹介します。Aさんは下肢機能不全でほぼ寝たきりの生活を続けていました。寝たきりの生活が長期間続くと認知機能は衰えやすくなる傾向にあります。Aさんも脳トレ開始前の長谷川式簡易知能検査スケール（認知症判定テスト）は14点。30点満点中20点以下は「認知症の疑いあり」です。

ごく簡単なテストも正解できなかったAさんですが、速読脳トレをはじめてからみるみる毎日の生活に変化が起きていきます。最終的には脳トレ開始からわずか4か月で自力で歩けるようになるまで回復したそうです。

Aさんが前述のテストを受けなおしたところ、点数はなんと23点。さらにその1か月後には正常値である25点にまで点数は回復します。これは普通では考えられないことです。

そうした「考えられないこと」が起こるのが速読脳トレです。しかし、脳へのアプローチが全身に効果を及ぼすのは、私は当然だと思います。

ほかにも、アルツハイマー型認知症で、病院スタッフの名前も覚えられなかった方が、速読脳トレをはじめて4か月でスタッフを名前で呼んでくれるようになったなど、数々の報告をいただきました。

本書では、最近、速読脳トレをリハビリに導入した、作業療法士の川上喜広さんから、リハビリの現場での体験をご紹介いただきましょう。

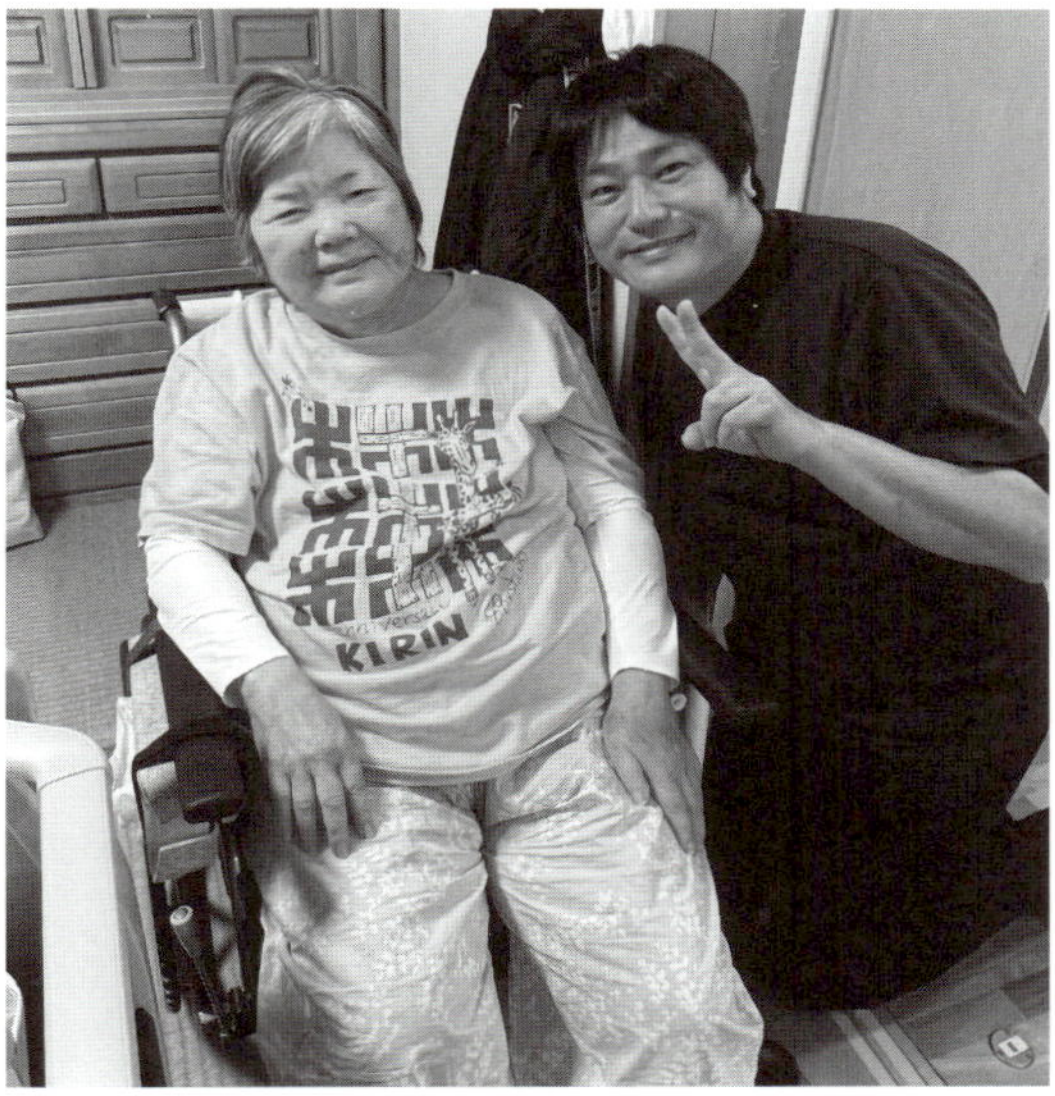

私の勤める訪問看護のサービスを利用してくださっている利用者さんと（2024年12月撮影）。この方の経過は次ページでご紹介します。

訪問看護の専門家がリハビリのセオリーではあり得ない回復！と感嘆

私は、沖縄で訪問看護専門の作業療法士として勤めています。私が呉先生と速読脳トレに出会ったのは数年前。以来、リハビリの現場に速読脳トレを積極的に取り入れています。

実は、私も最初半信半疑なところがあったのです。ところが、実際に呉先生の速読脳トレのメソッドを施すと、たちまち変化が起こるのです。しかも、呉先生が何かするわけではなく、DVDの動画を見るだけです。

DVDを見るだけですから、利用者さんも気軽に日々のリハビリに取り入れられます。負担にもならないし継続しやすい。また、速読脳トレとほかの各種リハビリと組み合わせることによって、リハビリの効果もかなりよくなる傾向にあります。リハビリのセオリーではあり得ないことが起こるのです。私は、速読脳トレと出合って、今まで学校で学んできたことや培ってきたリハビリや医療の常識が一気に取り払われたような気がします。

速読脳トレは特定の疾患だけに効果があるというわけではなく、いろいろな症状に変化や緩和がみられます。

ここからご紹介するのは、実際に沖縄で私が訪問してリハビリをしている利用者さんのお話です。リハビリ業界に激震が走った具体例をどうぞ！

川上喜広さん

作業療法士。1979年、沖縄県那覇市生まれ。県内の専門学校を卒業後、作業療法士として病院に勤務。その後、介護施設を経て、現在は訪問看護リハビリステーション walkers base を運営している。利用者宅を訪問してリハビリテーションを行っており、専門は片麻痺・児童の心のケアなど。業界は15年目。

CASE1

DVDを見た直後、動かなかった左半身に目覚ましい変化が――！

阿部初美さん（仮名・80歳）

これは私、川上が初めて速読脳トレの効果を実感したときの体験談です。

阿部さんは脳梗塞を経て、左半身麻痺の症状がおありでした。左手、左足がまったく力が入らず、曲げることも難しい。イスに座ってもだんだんと左に傾いていってしまいます。車いすも重度の症状の方が使用するリクライニング式のものを使用していました。

呉先生の速読脳トレと出合った私は、半信半疑ながらも阿部さんに速読脳トレのDVDを見てもらいました。

DVDを見終わった直後、左手を握るとなんと阿部さんが私の手を握り返してくれたんです！　足にも力が入り始め、なんと数分後には左手でゆっくりとですがグーチョキパーができるようになりました。

普通、リハビリでは手の先などの抹消から動くようにはならないんです。肩や肩甲骨からだんだん反応って出てくるものなんです。これには私も本当に仰天しました。普通のリハビリでは考えられないことなんです。

阿部さんご自身も「DVDを見ると頭がすっきりする」と、確かな効果を感じているようでした。

阿部さんは非常に頑張り屋さんな性格です。ご家族も非常に協力的で、継続して速読脳トレをリハビリの一環として続けることができました。すると、

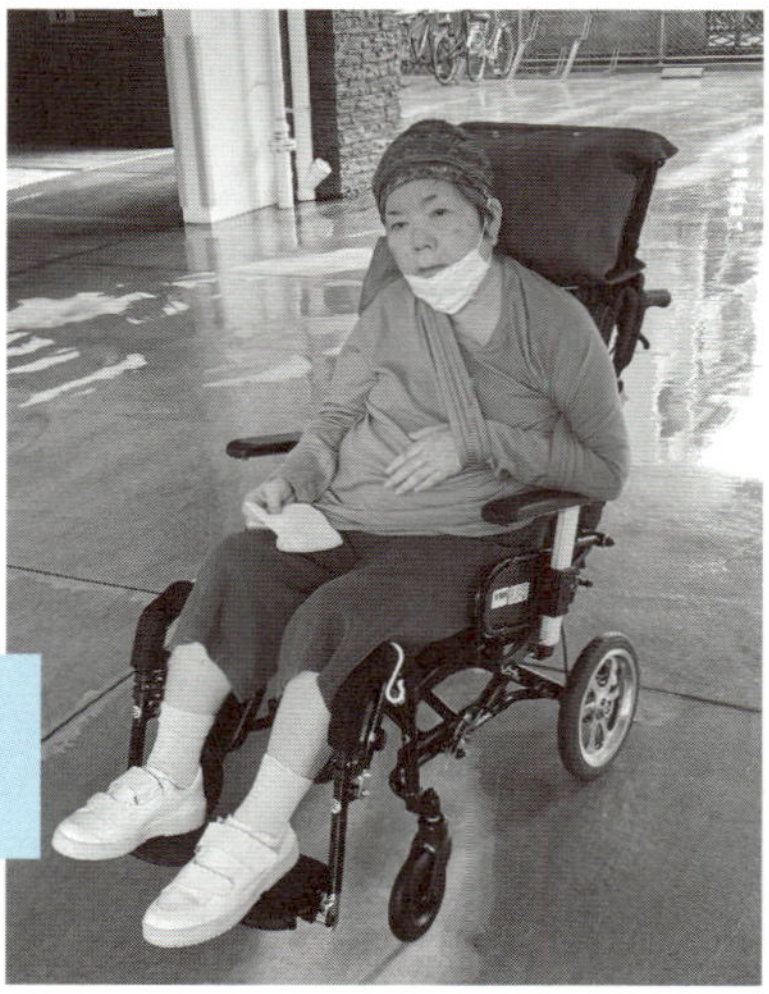

速読脳トレを始める前は、支えがないと一人で座っていられず、左手は力が入らないのでダランとしたままでした

半年ほどでイスにまっすぐ座れるようになりました。左半身の麻痺《まひ》が改善されてきたのです。そこから立ち上がれるようになり、今では歩く練習をすることができるまで回復しています。車いすもリクライニングのものから通常タイプに乗り換えました。これはものすごい進歩です。

　阿部さんは脳梗塞を発症直後に3か月間入院し、その後リハビリ専門の回復期病院に3か月間入院。退院後もすぐには自宅に戻らず老健（介護老人保健施設）に3か月ほど入所されました。私が阿部さんの訪問を始めたのは発症から約1年後のことでした。通常片半身の麻痺は発症から1年ほどで症状が固定化されてしまい、そこからはゆっくりとしかよくならないケースが多いんです。当初は私もそのつもりでリハビリの計画を考えていました。

　しかし、阿部さんはそんな常識を覆して、みるみるとよくなっていきます。

　阿部さんは私の在宅のリハビリと、大きな病院のリハビリを併用されているのですが、その病院のセラピスト(理学療法士)さんも、快方に向かうスピードに驚いていました。

　阿部さんのケースは本当に衝撃的な速読脳トレとの出会いでした。速読脳トレは、未体験の方はなかなかイメージがわきにくいと思うのですが、いちどDVDを見て効果を実感すれば皆さん継続されるので、「とりあえず1回見てみて！」とおすすめしています。

Before

★左半身が全く動かない

★車いすもリクライニング

After-（5分後）

★左手に力が戻り、グーチョキパーができるように

★左足にも力が入り始めた

After-（1年後）

★歩行練習をできるようになるまで回復

★車いすも通常のものに

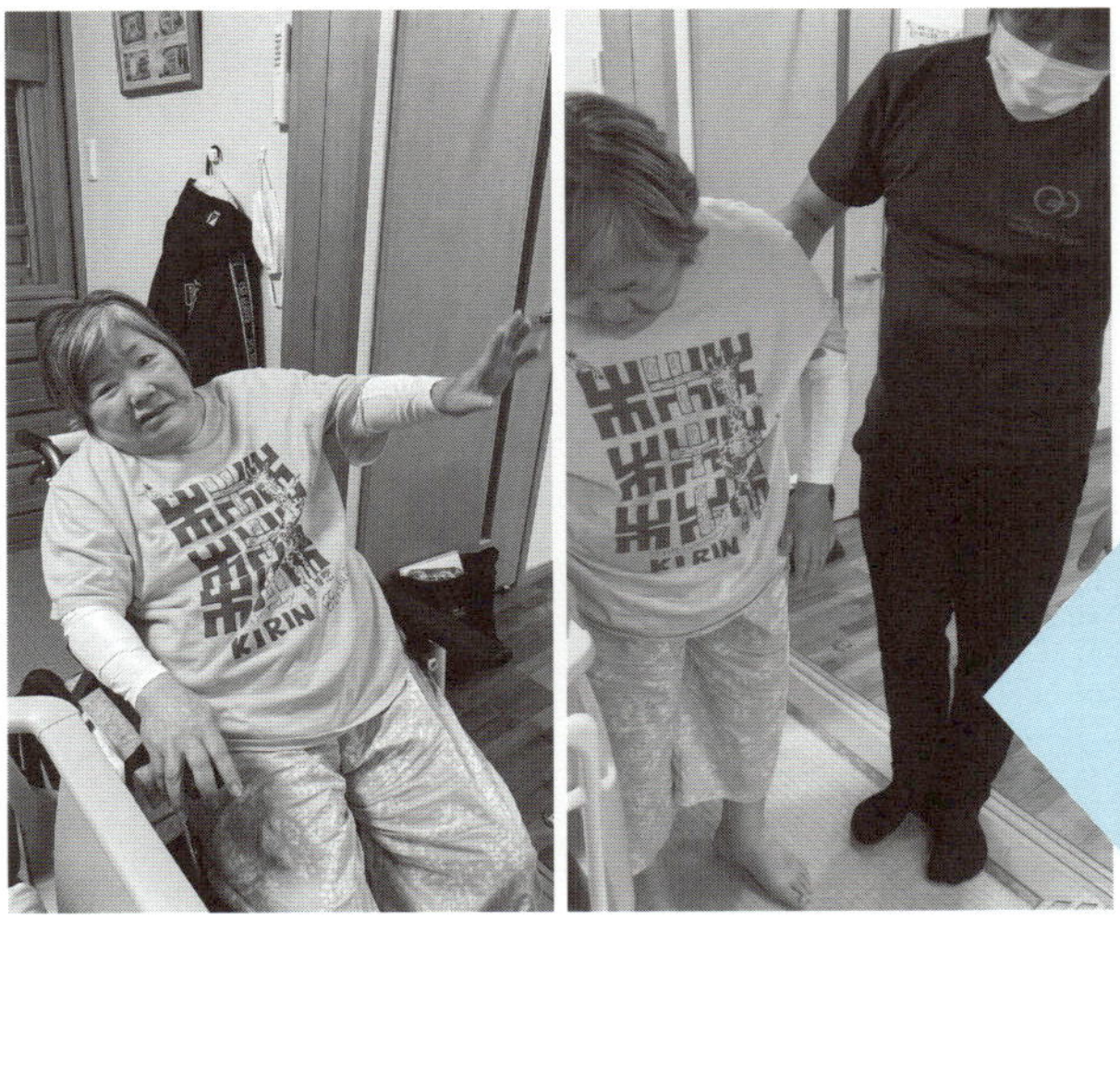

立ち上がって車イスへ移動できるようになりました。また、左手には力が入り、握ったり開いたりできますし、こんなに挙げられるように！

CASE2

中度のパーキンソン症候群で歩行困難も3日でスイスイと歩けるように！

浜田春菜さん（仮名・75歳）

浜田さんはパーキンソン症候群と診断されて約5年。自宅で療養を続けています。

パーキンソン病は脳の神経細胞が変質することで、身体に障害が起こる指定難病です。症状は手の震えや緊縮（筋肉が固くなる）、自律神経系の症状など多岐にわたります。重症度は一般的にヤールと呼ばれる分類（ホーン・ヤールによる重症度分類）により5つに区分されており、1～5までの数字が大きくなるほど症状は重くなっていきます。

1度では身体の片側に震えなどの軽い症状が出るに留《とど》まりますが、最重度の5度になるとひとりで立ったり歩いたりすることができなくなってしまいます。

ヤール分類では浜田さんは3度。中程度の分類ですが、歩行はおぼつかず、姿勢反射障害によってバランスを崩しやすいので、転倒の危険性がつねにあります。日常生活には歩行器の使用など介助が必要な場面もあります。

浜田さんも歩行器を使ったり、手を引いてもらうなど介助があっても、歩幅が数センチのよちよち歩きが精一杯でした。細かく細かくすり足でしか進めませんし、家の中でも廊下から部屋に入るときなどの方向転換にも、とても時間がかかるという状態でした。

そこで、私は浜田さんとその娘さん

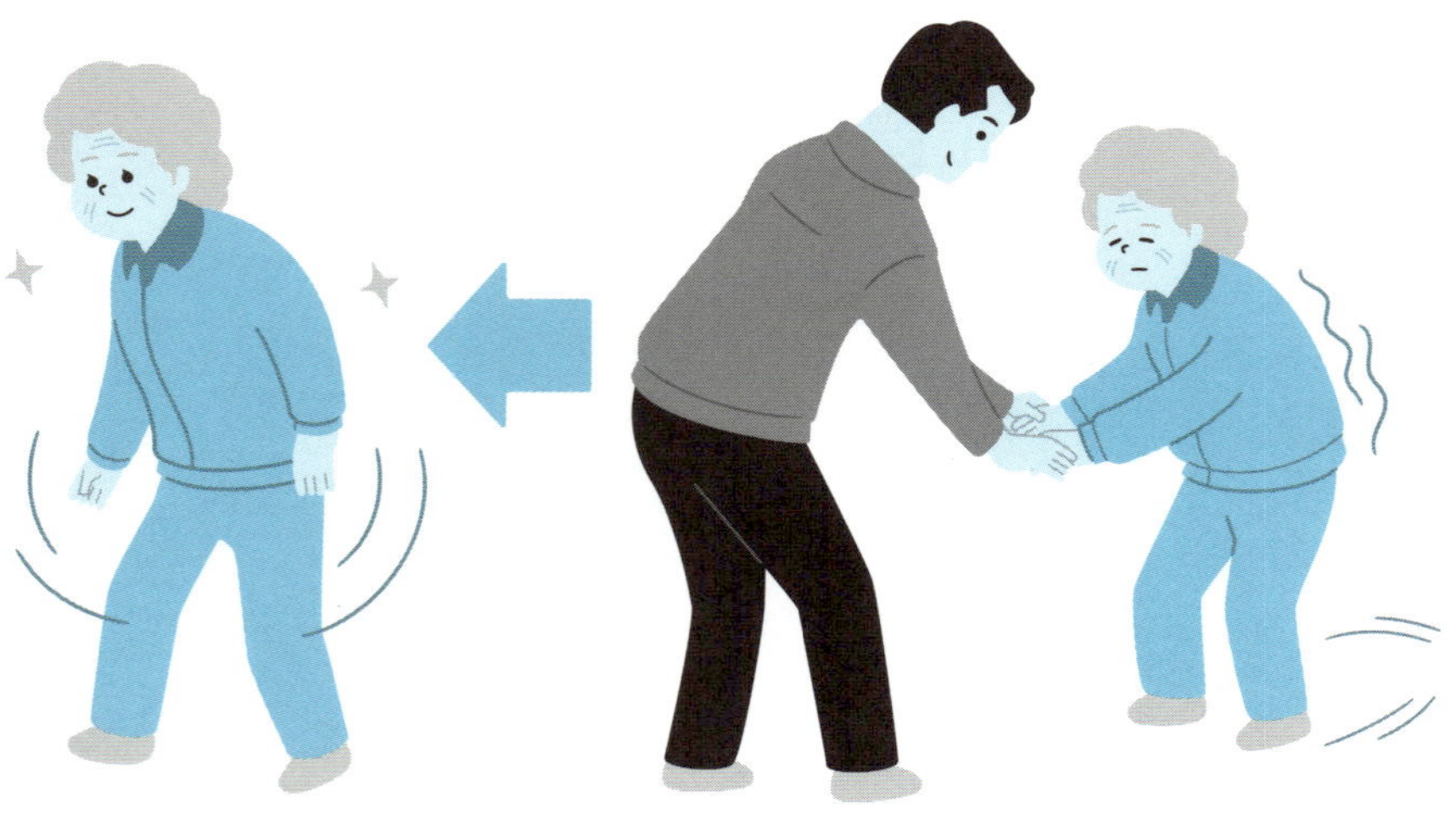

に速読脳トレをすすめてみました。

「DVDを5分間ただ眺めるだけですから、1回見てみませんか?」

おふたりともハテナ?だらけの様子でしたが、いざDVDを鑑賞してみると、なんとDVDを見ている間に変化がてきめんに表れました。イスに座ってDVDを見ていた浜田さんの足がぴくぴくと動き始めたのです。ご本人は無意識のようですが、私はだんだんと大きくゆらゆらと揺れ始めた両足を見つめながら「これは……!」と効果を確信しました。

そして、DVDを見終わったあとに実際に室内を歩いてみてもらったところ、その足取りが大きく変わっていました!

まず歩幅が全然違う。DVDを見るまでは数センチだった歩幅が、なんと5分でその1・5~2倍ぐらいまで広がっています。ちゃんと足が上に持ち上がるようになり、すり足も改善されています。さらに方向転換にかかる時間も大きく短縮されました。これには娘さんも「ぜんぜんさっきと違う!」と、大喜びです。

DVDを見た直後に効果が出るのもすごいことですが、3日後にはさらなる驚きが。なんと浜田さん、歩行器や介助もなしで、ひとりでスイスイと歩けるようになったのです。当初のすり足とは大違い。体幹のバランスもよいしっかりとした一歩が踏めるようになりました。

Before

★おぼつかない歩き方

★すり足で歩幅数センチ

After-(DVD 鑑賞中)

★なんと足先に動きが!

After-(数分後)

★歩き方がしっかりとしてくる

★歩幅・振り上げ高が1.5~2倍に

After-(3日後)

★介助なしで歩けるように!

CASE3

医師がさじを投げた脳挫傷の後遺症 わずか1～2か月で驚異の回復

大塚雄一さん（仮名・50歳）

大塚さんは、今から30年ほど前、仕事中に交通事故に遭い、右側の脳に深刻なダメージを負ってしまいました。右脳を痛めたため、大塚さんは左半身がうまく動かせません。

懸命なリハビリによってなんとか歩けるようになりましたが、事故の影響は左半身だけではなく、脳にも及んでいます。大塚さんは、高次脳機能障害の症状のひとつである注意障害によって、ときおり大きく転倒してしまうことがあります。

私が大塚さんに出会ったのは1年ほど前です。大塚さんはひどい転倒をしてしまい、大ケガを負ってしまいました。事故直後から2か月ほど入院をして、治療・リハビリを受けましたが、まともに座ることもできず、退院は決まったものの、自宅で介護することも難しいような状態でした。

病院では2か月間毎日3回、入念なリハビリが行われたそうですが、状態はなかなか改善せず、ドクターから「これ以上の回復は難しいかもしれない」と、正直さじをなげられてしまったような状況だったそうです。

大塚さんは当時49歳。年齢的にまだ介護保険などのサービスも受けられません。「呉先生に見てもらって、なんとか歩けるようになりたい」と、大塚さんとご家族の方からの要望を受け、

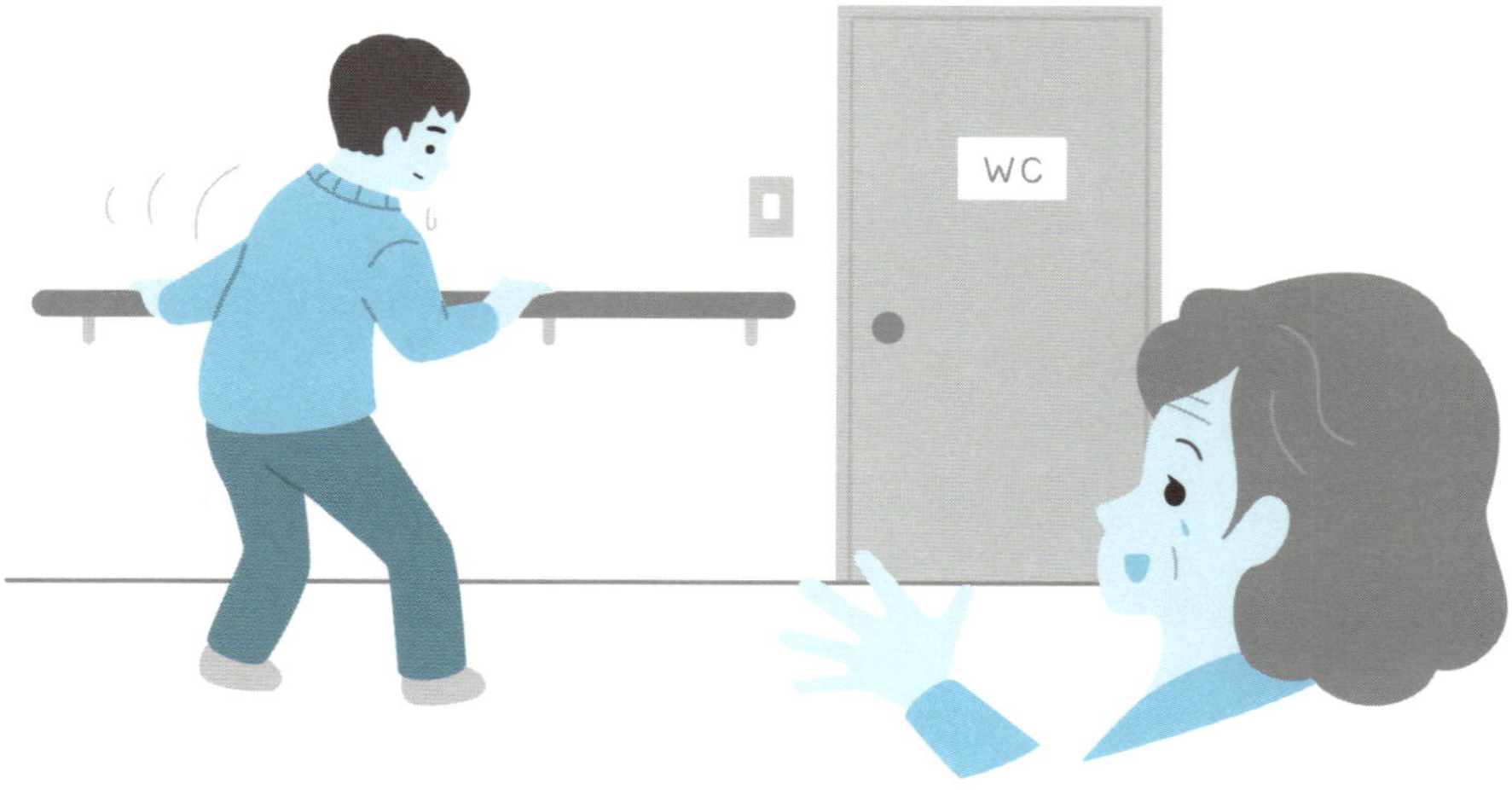

さっそく呉先生に沖縄までお越しいただきました。

この頃の大塚さんは、ベッドから立ち上がるのも大変。トイレまで手すりを伝ってなんとかたどり着くのが精一杯な状態でした。さらに、注意障害の影響もあって１日に10回以上も転倒を繰り返していました。左足の振り出しや、体重移動もうまくいかず非常につらそうです。

そこでＤＶＤを見てもらったところ、なんと直後から左半身に変化がありました。左足もふくめ体重移動がスムーズになり、ベッドからの立ち上がりがとても自然にできるように。

さらに、廊下も歩いてみてもらったところ、これまで左足をなかなか前に運べず、歩幅がきわめて短かったのですが、この歩幅が目に見えて広くなりました。

これには私も大塚さんのお母さまもびっくり！　これまでのリハビリではなかなか復調しなかった体の様子が、まさに一瞬で大きな変化を遂げました。

ここから大塚さんの速読脳トレを取り入れたリハビリが始まります。速読脳トレは、ほかのリハビリと併用すると効果が目に見えて向上する傾向にあります。

大塚さんは、リハビリ開始から１～２か月でひとりでスムーズに立ち上がり、歩けるようになりました。医者からさじを投げられてからの驚異の回復。速読脳トレの底力を感じました。

Before

★左半身に障害

★座るのも立つのも難しい

★家内で１日10回の転倒

After（数分後）

★歩き方に劇的な変化が

After（1～２か月後）

★ひとりで立って歩けるように

★転倒の回数も激減

高山さん、浜田さん、大塚さんの befor ／ after の動画は、
呉真由美の YouTube チャンネル「KURE Method」で視聴できます。
https://www.youtube.com/@kure-method

CASE 4

重度のパーキンソン病での筋肉の硬直がやわらぎ表情が和やかに

中村義行さん（仮名・85歳）

中村さんはパーキンソン病を発症してから10年ほど。症状はだんだんと進行していて、現在のパーキンソン病のヤール分類は5段階中でいちばん重度にあたる5度の分類になります。ほぼ寝たきりの状態です。発語も難しく、食事もむせこむことが多く、時には吸引が必要なこともあります。

パーキンソン病は、病状が進むにつれ筋肉にこわばりが出てきます。中村さんも筋肉がガチガチで、手足は筋肉が緊張してぎゅっと曲がったままになってしまっています。ベッドの上で起きることはもちろん、車いすに座ることもできません。顔の表情筋もこわばっているので、表情ももちろん硬くなります。

そんな状態の中村さんでしたが、リハビリに速読脳トレを取り入れてから状況が変わっていきます。

中村さんに最初にＤＶＤを見てもらったときのことははっきりと覚えています。中村さんは目線で動くものが追える追視反応があったので、ＤＶＤで「流れる文字」を見てもらったところ、直後にまず顔の印象が変わったのです。

パーキンソン病の筋硬直による硬い表情が一変、顔の筋肉がゆるみ、表情がふわっと和らいだのです！　顔に赤みもさしています。

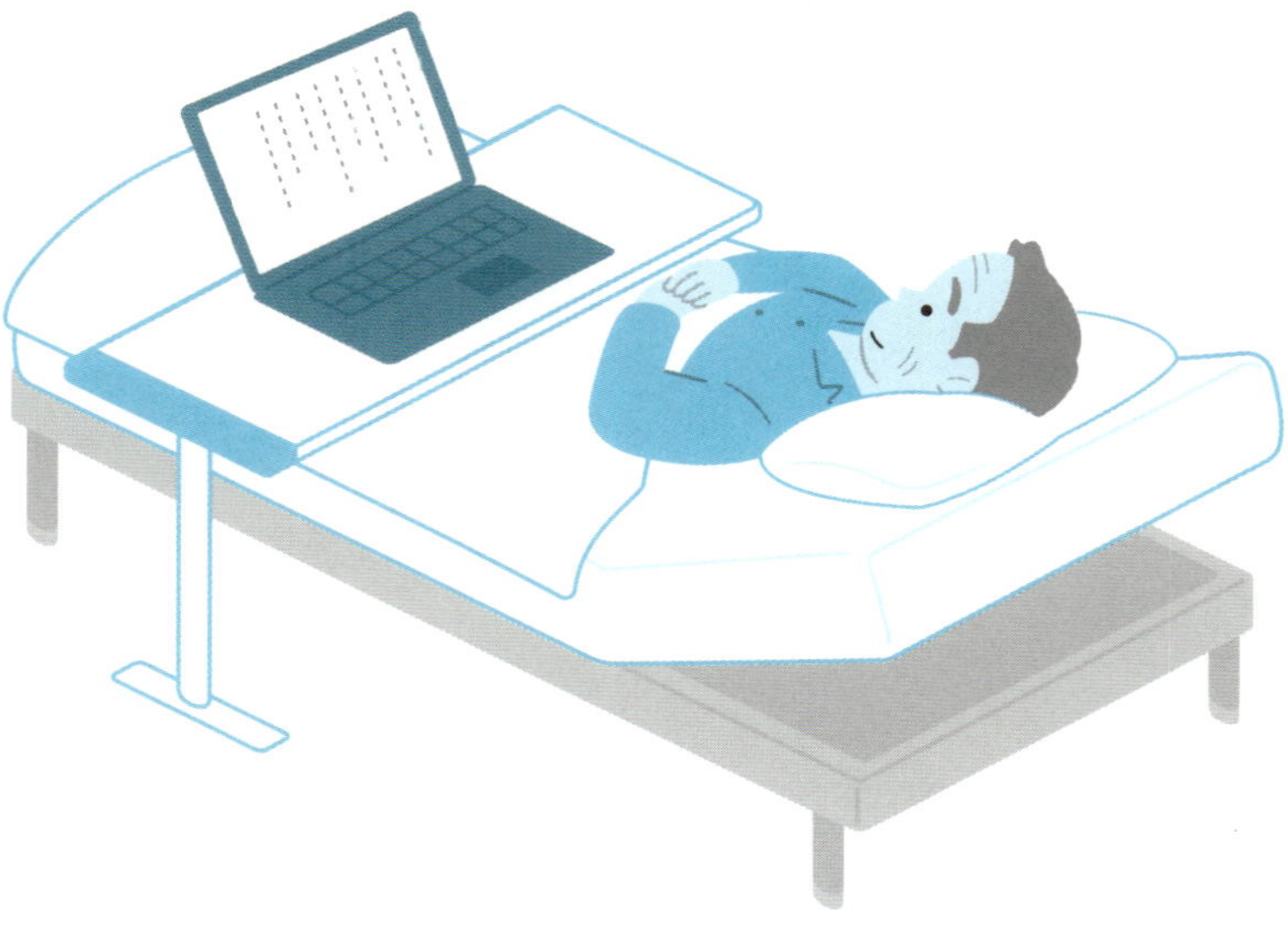

そこで中村さんのリハビリに速読脳トレを追加したところ、体の筋肉の緊張がどんどんと緩和されていきました。最初は本当にガチガチで、手もこわばって曲がったままだったのですが、だんだんと手が柔らかく開いて伸びてきたのです。足も過度な緊張がなくなり、まっすぐ伸ばすことができるようになりました。

速読脳トレをはじめて4～5か月後、中村さんはリクライニングの車いすに乗って、散歩ができるようになるまで回復を遂げました。通常のリハビリでそこまで持っていくのは難しく、とても珍しいことです。

さらに、筋肉の緊張がとれることによって、褥瘡《じょくそう》とよばれる床ずれ症状も目に見えて改善されました。中村さんは体質的に皮膚が荒れたりただれやすいタイプで、重度の糜爛《びらん》（皮膚がひどくただれてしまうこと）に悩まされていました。

しかし、手足が伸び開いてきたことによって、今まで洗うのが難しかった部分も清潔に保つことが可能になったこと、寝るときの体位交換も容易になったことで、皮膚の状態の劇的な改善につながりました。筋肉の固縮が緩和されたことで、血行もよくなったのではないかと推測します。

速読脳トレを中長期にわたって継続することの大事さ、そしてその継続によるほかのリハビリとのシナジー効果を実感したケースでした。

Before

★重度のパーキンソン病

★全身の筋肉がガチガチで表情も硬い

★ベッドの上から動けない

★重度の床ずれが進行中

After

★筋肉の緊張がとれ、表情もやさしく

★車いすに乗って散歩ができるように

★皮膚状態が劇的に改善

CASE5

認知症で寝たきり寸前だったのに数か月で自分で歩いて会話まで

木村佳澄さん（仮名・80代）

木村さんは、作業療法士の川上さんのお客様ではなく、私の脳開コンサルタント協会のインストラクターであり、理学療法士の方からご報告いただいたケースです。

速読脳トレはDVDで5分間の動画を見るだけですが、ご病気で意識レベルが低かったり、認知症で周りのことを把握できない人にも効果はあるの？とよく聞かれます。私は、DVDの流れる文字を眺めることができれば効果はある、と確証しています。

木村さんはアルツハイマー型の認知症でした。投薬やリハビリなどで進行を遅らせたりすることはできますが、根本的な治療方法はいまだ確立されていません。

80代後半の木村さんは中度の認知症で、会話もなかなか成り立たず、リハビリの簡単なクイズなどもうまく答えられないような状況だったそうです。何をするにも1分間もじっとしていられないことが多く、徘徊も始まっていました。徘徊で一番気をつけなければいけないのは転倒です。木村さんはこの危惧が現実となってしまい、ある日転倒して足を骨折する大ケガを負ってしまいます。

高齢になると、ケガがきっかけで寝たきりになり、そのまま体力も衰え認知症も進行してしまうことはよくある

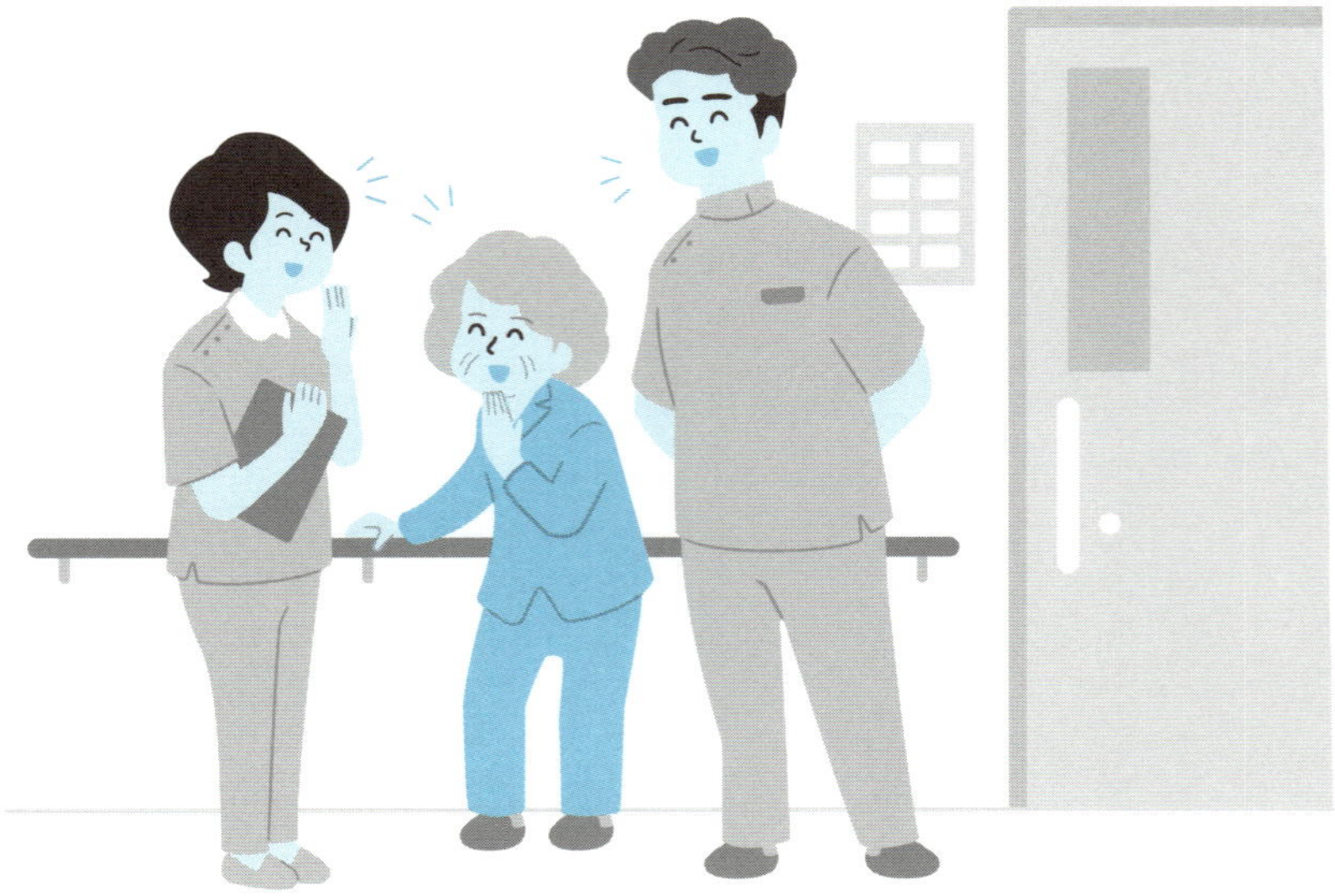

ケースです。木村さんもそのまま寝たきりになってしまうのではないかと危惧されました。また、集中力が途切れがちなので、5分間のDVDを見ることができるかも不安がありました。

しかし、一度DVDを見てもらうと、木村さんはしっかり5分間DVDを見続けることができました。こうしてDVDを毎日見てもらっていたところ、1週間ほどで変化があらわれます。

まず、暗かった表情が明るくなってきました。これまでは暗くうなだれていた顔が、頬には赤みが出てくるように。さらに1か月ほどたつとベッドから起き上がれるようになったのです。

この頃からは段々と意思の疎通もできるようになってきました。会話のキャッチボールも続くようになり、今まではなかなかうまくできなかったリハビリも根気よく挑戦できるように。簡単なクイズにも正解できるようになりました。

そしてリハビリ開始から5か月ほど経つと、なんと木村さんはほぼ自分で歩けるようになるまで回復しました。これは驚異的なスピードだということでした。そして徘徊もほとんど見られなくなりました。

普通では考えられない、まさに医療の常識を覆すような症状改善をみせた木村さん。このように、患者さんのQOL（クオリティ・オブ・ライフ）の向上に、速読脳トレはきっと役に立つはずです。

Before

★認知症が進行中（アルツハイマー型）

★徘徊で転倒し骨折

★寝たきりになる可能性も

After（1か月後）

★ベッドから起き上がれるように

★表情も明るく、笑顔が見られる

After（5か月後）

★ほぼひとりで歩けるように

★クイズなどに答えられる

★徘徊もなくなる

そのほかにもこんな事例が　シニア編

転倒事故で失われた嗅覚《きゅうかく》がよみがえってきた

ここからは、私のセミナーに来てくださっている生徒さんのお話です。

60歳近いAさん（男性）は、自転車に乗っていたときに転倒して、頭を強打してしまいました。頭の傷自体は治ったのですが、Aさんはその日から嗅覚を失ってしまったのです。

大きな病院で調べてみても原因不明で、脳にもとくに異常は見当たらなかったとのこと。効果的な治療方法も見つけられず、ごはんを食べてもなんの匂いもしない。Aさんは事故から数年、まさに味気のない日々を送っていたそうです。

しかし、私のセミナーに通い始めたAさんは、速読脳トレを始めて4〜5回目のセミナーで変化が訪れたそうです。嗅覚をほとんど失っていたAさんですが、なんとコーヒーの香りを感じることができるようになったのです。

セミナーの会場で「コーヒーの香りがわかるようになった」と、うれしそうに参加者のみなさんに語るAさん。すると、近くにいた耳鼻科医の参加者さんがまるで「わかる。そういうことも速読脳トレにはあるんだよ」と言わんばかりに「うんうん」とうなずいていたのがとても印象的でした。

そして、セミナーの回を追うごとに、嗅覚はよみがえっていったそうです。「趣味のギターが前よりもうまくなりました」と嬉しい報告もくださいました。

補聴器をつけても会話が難しかったのに補聴器なしに

沖縄にお住まいのBさん（80代・男性）は、だんだん耳が聞こえづらくなり、両耳に補聴器を使用していました。それでも聞こえづらいようで、耳元で大きな声で話しかけても聞き取りにくく、家族の方ともなかなか会話が成り立たなかったそうです。

しかし、速読脳トレを試してもらったところ、DVDを見た10分後には家族と自然な音量で会話ができるようになりました。

速読脳トレを日常的に始めたBさんは、2〜3か月後には補聴器なしでも普通に会話ができるようになったそうです。

重度の緑内障が奇跡的な回復を見せた⁉

これは緑内障を患っていたCさん（87歳・女性）のケースです。緑内障は眼圧などが原因で、視野の狭窄などの視覚異常が引き起こされる病気です。一度発症してしまうと、なかなか回復するのが難しい病気として知られています。

知人を介して、目が見えなくなってきて困っている方がいる、とCさんのことを相談されました。Cさんは緑内障が進行していて、ほとんど目が見えていないようでした。Cさんはデイサービスに通っていらっしゃいましたが、デイサービスでほかのみなさんがテレビを見ていても、「見えないからつまらない」とおっしゃって、デイサービスも楽しめていない様子だったそうです。

そこで、さっそく速読脳トレのDVDを見てもらうようにすすめました。Cさんには、「見えないかもしれないけど、とりあえず画面のほうを見ていてください」とお伝えしていただいて。そうしたら、その日のうちに部屋に掛けてあった時計の文字盤が読めるようになったそうです。これには家族の方も驚いていました。

それから自宅で、速読脳トレのDVDを毎日見ていただくようにおすすめしました。

すると4日目には、テレビの字幕がすらすらと読めるようになったと嬉しい報告が！　テレビを見るのが楽しくなったそうです。さらに毎日DVDを見るトレーニングを続けていただき、1年後には私のセミナーで、一般の人と同じ速読脳トレのカリキュラムを受けられるまでに回復しました。

なかなか下がることが難しい眼圧も正常値に戻ったそうです。このすごい回復に家族の方も驚かれていました。

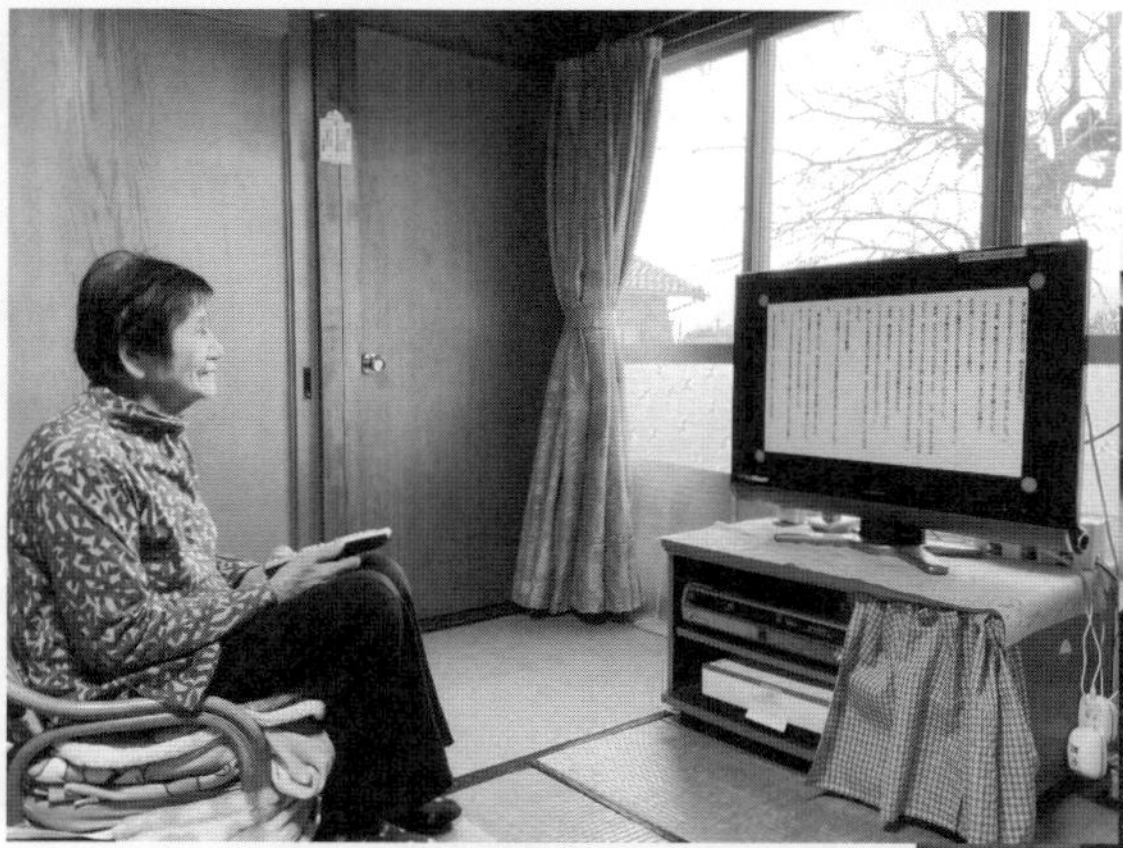

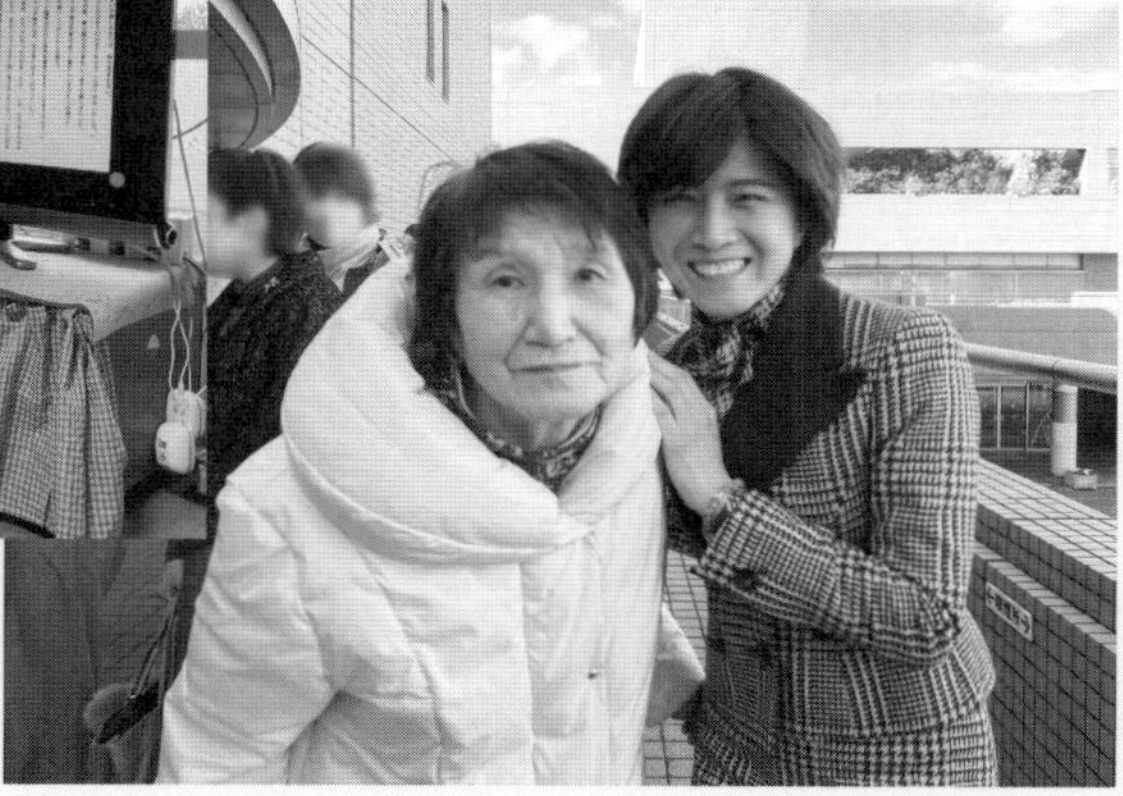

今でも毎日自宅で速読脳トレのDVDを見ているというCさん。目もだいぶよくなり、テレビが楽しく見られるようになったそうです。「呉先生との出会いで日々の暮らしが明るくなりました！」

そのほかにもこんな事例が　ジュニア編

5歳の男の子の吃《きつ》音《おん》も改善。文字が読めなくても大丈夫

もともと私の教室に通っていた女性の方から「速読脳トレは吃音（どもり）にも効果がありますか？」と連絡があったのが、まだ松の内も明けきらないお正月のことでした。

その女性の5歳になる息子さん・Dくんはしゃべるときにうまく言葉が出てこず、吃音の気味があるそう。

こういった相談はよく寄せられますが、速読脳トレは、「読めない速さの文字」という多くの情報を送ることで脳を活性化させるトレーニングですから「これには効く・効かない」といった症状を選びません。また、字が読めるか読めないかは関係ないのです。文字の読めない小さな子も、実は日本語がわからない方でも、速読脳トレをすることによって変化がみられます。

お母さんには「とりあえず一緒に速読脳トレをやってみたら？」とおすすめしました。

そして、お母さんと一緒にDくんに速読脳トレをやってもらったところ、即座に変化があらわれました。

どもりがまったくなくなって、若干出ていた舌もひっこんでしまった。

いきなり速読脳トレ1日目で改善がみられたので、お母さんもとてもびっくりされていました。

今では親子一緒に、楽しく速読脳トレをされているそうです。

小児てんかんだった男の子元気な野球少年に

Eくんは小学6年生の男の子です。ちょうど今から1年ぐらい前に、速読脳トレを始めました。Eくんは小児てんかんを患っています。小児てんかんは、原因もあらわれる症状も、さまざまなのですが、Eくんの場合は、とつぜん眼がチカチカして目が見えにくくなってしまうとのこと。大好きな野球の練習にも支障が出ます。これは脳の視覚をつかさどる部分に、電気異常が発生すると起こりやすい症状です。Eくんは速読脳トレをまじめに継続した結果、症状が緩和。今では少年野球チームでレギュラーの座を射止めたそうです。

麻痺していた下半身が、触れられたらわかるように

私の仲良しの女の子に、脇坂香凛ちゃんという子がいます。読書とゲームが大好きな、小学6年生の明るい女の子です。

香凛ちゃんは1歳のときに小児がんの一種、神経芽腫という病気で、腫瘍が背骨に入り込んで下半身麻痺になってしまいました。それ以降、香凛ちゃんは車いす生活を10年ほど続けています。

私が香凛ちゃんと最初に会ったのは小学校3年生のとき。香凛ちゃんはその頃、お腹から下の感覚がなく、足もだらんとしたまま。車いすに座っても、すぐ下のほうへずり落ちてしまいます。

早速、速読脳トレをやってもらったところ、香凛ちゃんの足にすぐさま変化が起こりました。突然足がぶるぶると震え始めたのです。香凛ちゃんは、このときのことを「体があつくなって、すぐにポカポカしてきた」と話してくれました。

それから速読脳トレは香凛ちゃんの欠かせない日課となりました。毎日、夜ごはんの前に速読脳トレをするのが香凛ちゃんスタイル。

昔は、胸から下の感覚がまったくありませんでしたが、今ではお腹からふとももまで、触ればその感触がわかるようになりました。さらに体幹がよくなって、両手で支えなくてもいすや床に座れるようにもなりました。最近お母さんが驚いたことは、6年生になってからとても積極的になったことだそうです。

これまでは引っ込み思案なところもあったそうですが、学校本部役員に立候補。全校生徒の前で発表をするなど積極的に学校生活を楽しんでいるそうです。

将来の夢は、ハイヒールを履いてディズニーランドに行くこと。そのときは私がハイヒールをプレゼントする約束をしています。

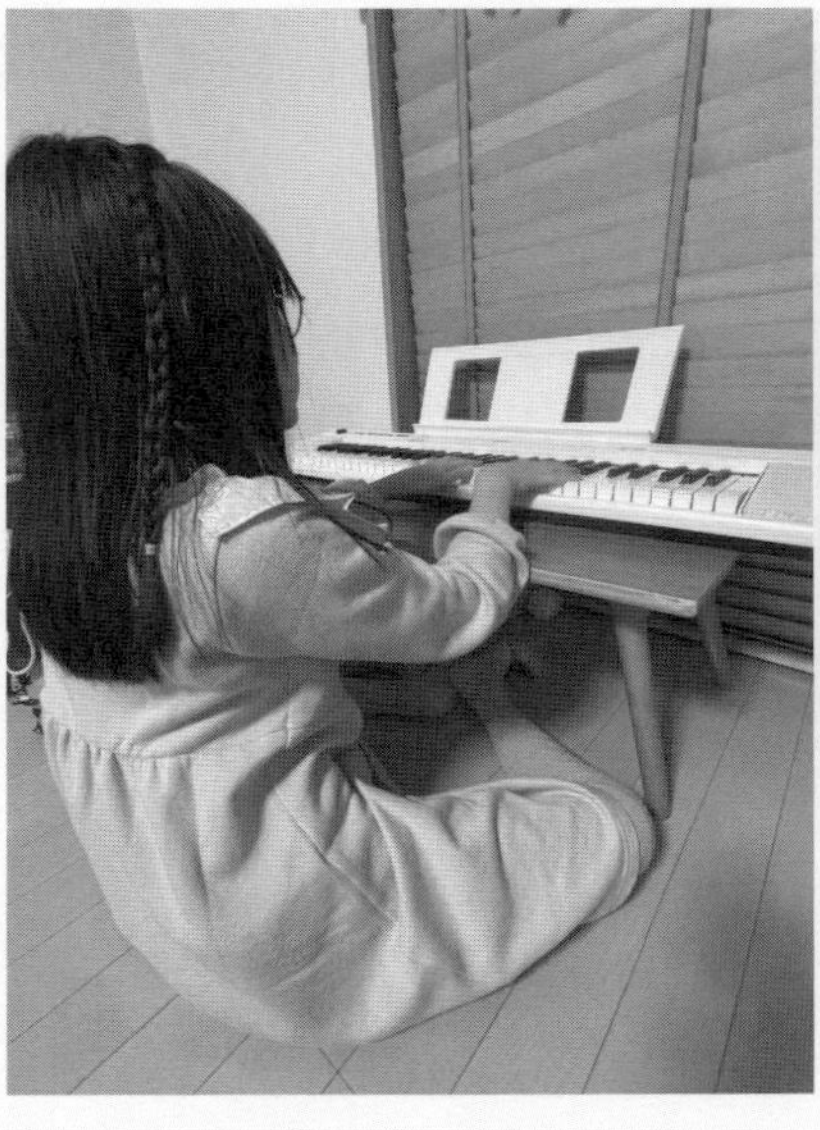

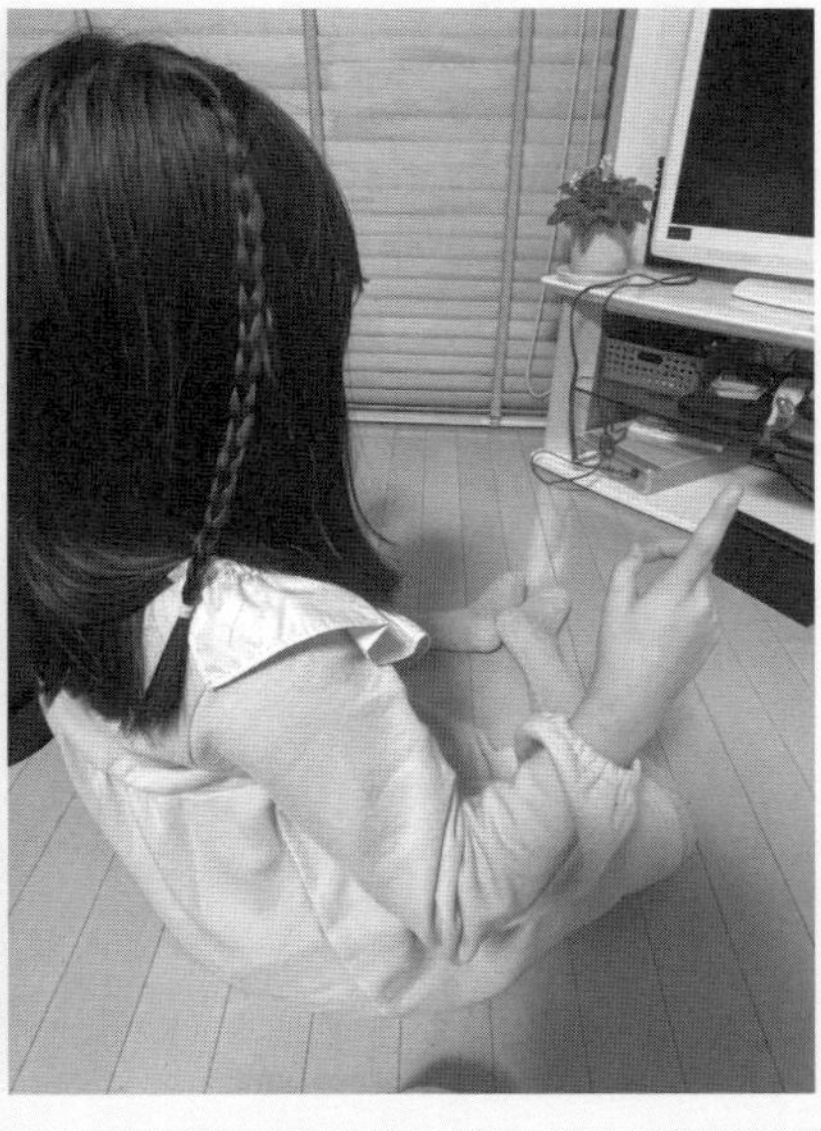

ひとりで床に座って電子ピアノを弾く香凛ちゃん。写真右は、目のストレッチをしているところ。

解説

動画で脳を活性化することで患者さんの意欲が高まります

速読脳トレを医療の現場で活用するきっかけとなったのは、私が主宰する脳開コンサルタント協会の速読インストラクターのひとり（50代・女性）から、6年前に脳梗塞で2度倒れ、後遺症に悩んでいたお母様のために速読脳トレを試したところ、明らかな効果を上げたと報告を受けたことでした。お母様は後遺症で文章が読めなくなり、家事全般に動きが遅くなり、特に台所での作業が遅いのが悩みでした。

それが、速読脳トレを続けるうちに、文章が読めるようになり、台所の仕事もテキパキとこなせるようになったとのことでした。そのインストラクターが、様子を見るため久しぶりに実家を訪ねてみると、「お母さんの頭の回転の速さについていけなくてビックリした」というのです。

そういった驚くべきエピソードが医療業界に伝わっていき、医療関係者の方々から「速読脳トレを現場で使ってみたい」との話が来るようになりました。

もちろん実際に医療現場で活用するとなると、しっかりとメニューを考える必要があります。でも、実践してもらえれば、既存のリハビリメニューでは果たせない効果が期待できると考えていました。

問題は、高齢者の方々がわずか5分間とはいえ、流れる文字の動画を見ることができるかどうか、ということでした。拒絶されてしまうとちょっと困ることになるなあと思っていたのですが、この点については杞憂《きゆう》に終わりました。患者さんからは「気持ちいい」「気分がすっきりする」という声があがりました。脳が活性化することは、誰にとっても気持ちいいことなのです。

こういった脳の活性化は、認知症などで、認知機能が下がっている状況でも起こります。例えば、70代の女性の場合、腸炎で食事ができず、寝たきりの状態でした。

認知症もあり、話しかけても反応がありません。ところが、速読脳トレをリハビリに加えてもらったところ、数日で流動食が食べられるくらいまでに回復しました。その後、ベッドの上で起き上がれるようになり、車いすに乗れるようになり、4か月後には歩行器を使って歩け

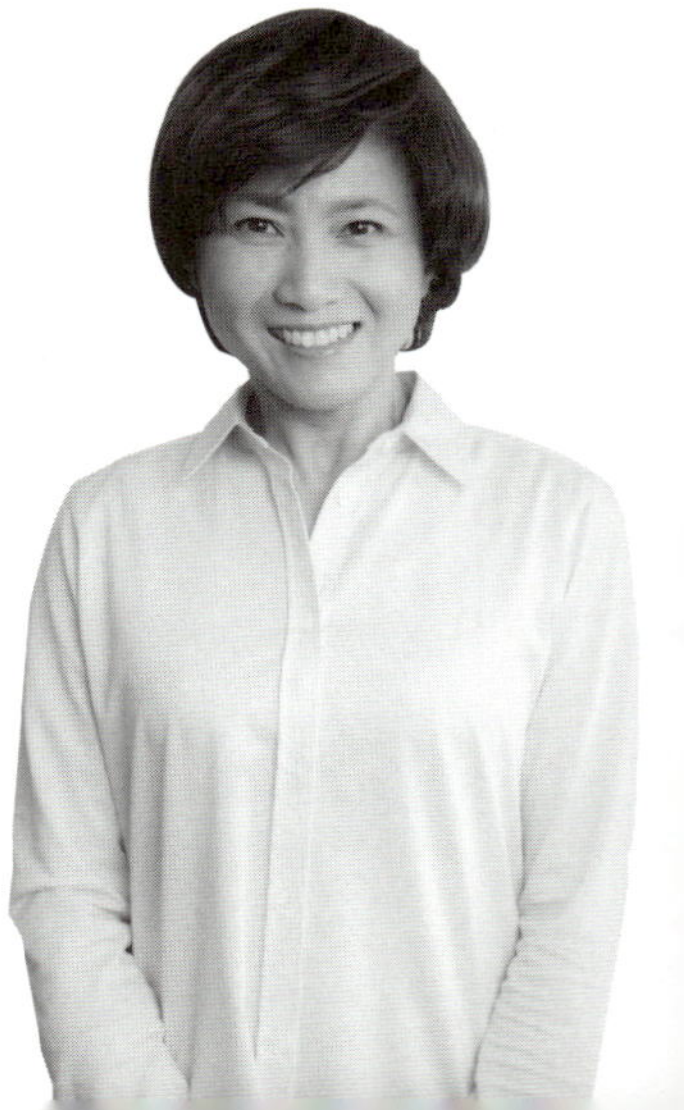

るように。食事も通常食になったのです。認知症のテストの点数も正常値に戻りました。

ほかにも本書では医療や介護の現場において実際にあった驚くべきケースを紹介してきましたが、なぜ、話しかけても反応がないような重篤な患者さんや、まだ文字を読めない子ども、コミュニケーションがとりづらい認知症の方たちにも、速読脳トレは驚異的な効果を見せたのでしょうか。

その医学的なエビデンスを得るには、今後の医学の進歩と分析技術に期待するしかありませんが、私なりの見解を示すならば、やはり脳の活性具合と関係があるのではないかと思っています。

脳が整えば心も体も整います。ところがみなさんは、目に見える状態にだけ心を奪われて、脳を忘れているのです。たとえ手足が動かず、表情さえなくなってしまった人でも、脳をいい状態にしていけば、自然に人間の体は健康になるように回復していくと思います。

脳は体だけではなく心にも影響を及ぼします。実は、私は別の場所で、統合失調症の方に速読脳トレを実践してもらったことがありますが、速読脳トレを受けた人が、目に見えて作業効率が上がったり、作業時間が増えるといった変化が認められたのです。

認知症は改善しない、骨折などのケガをしてしまったり、誤嚥《ごえん》性肺炎になってしまったら寝たきりになる……そうした医療の現場で言われる常識の数々を超える可能性が、速読脳トレにはある。

だからこそ私たちがあきらめたら、患者さんたちを救う手だてはなくなってしまうという思いがあったのです。

私は医者ではありませんから、「治る」という表現はあえてしませんが、それでも現在の医学ではできない変化を起こすことができると思っています。

私は脳が活性化すると、自然に人の心に意欲が湧くのだと推測しています。それは生きる意欲と言っていいかもしれません。生きる意欲が出てくれれば、体はどんどん機能を取り戻そうとするのですね。人間は何かをあきらめたとき、心身の機能も衰えるのです。でも脳が活性化すれば、意欲が湧いてきて、本来の機能を取り戻していく。そんなふうに考えています。

脳を活性化させる手立ては、視覚だけではありません。音声や音楽など聴覚への刺激を併用することで、さらに脳は活性化します。脳が活性化すれば、きっと体内では健康への歩みが始まります。

今後も、速読脳トレがひとりでも多くの病気の方のお役にたてば……。そんな思いで今は医療現場やリハビリ現場で速読脳トレが実践できる制度の確立を呼びかけているところです。

16人に速読脳トレを1か月間試してもらいました

参加者全員が速読脳トレの前と後で「変化」を実感！脳波と心拍変動の測定結果からも、効果を裏付けるデータが出ています。

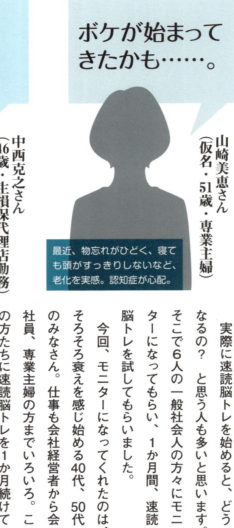

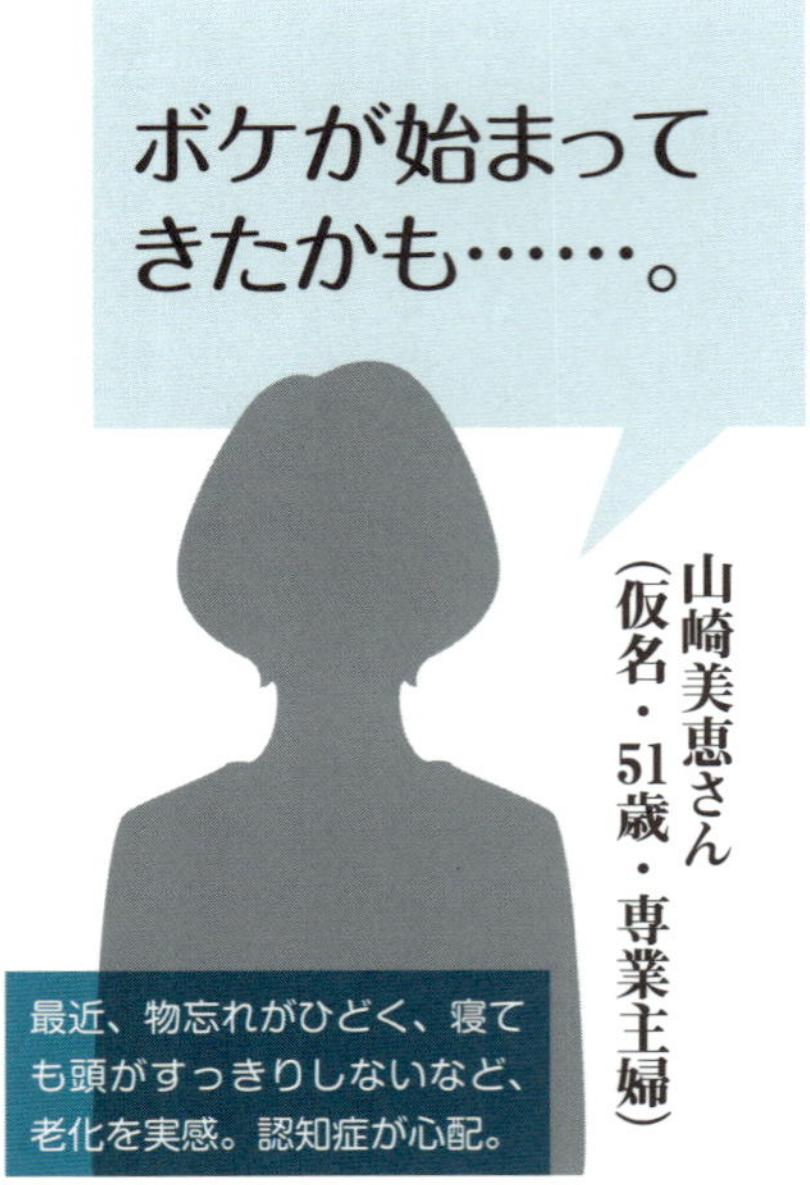

ボケが始まってきたかも……。
最近、物忘れがひどく、寝ても頭がすっきりしないなど、老化を実感。認知症が心配。

山崎美恵さん（仮名・51歳・専業主婦）

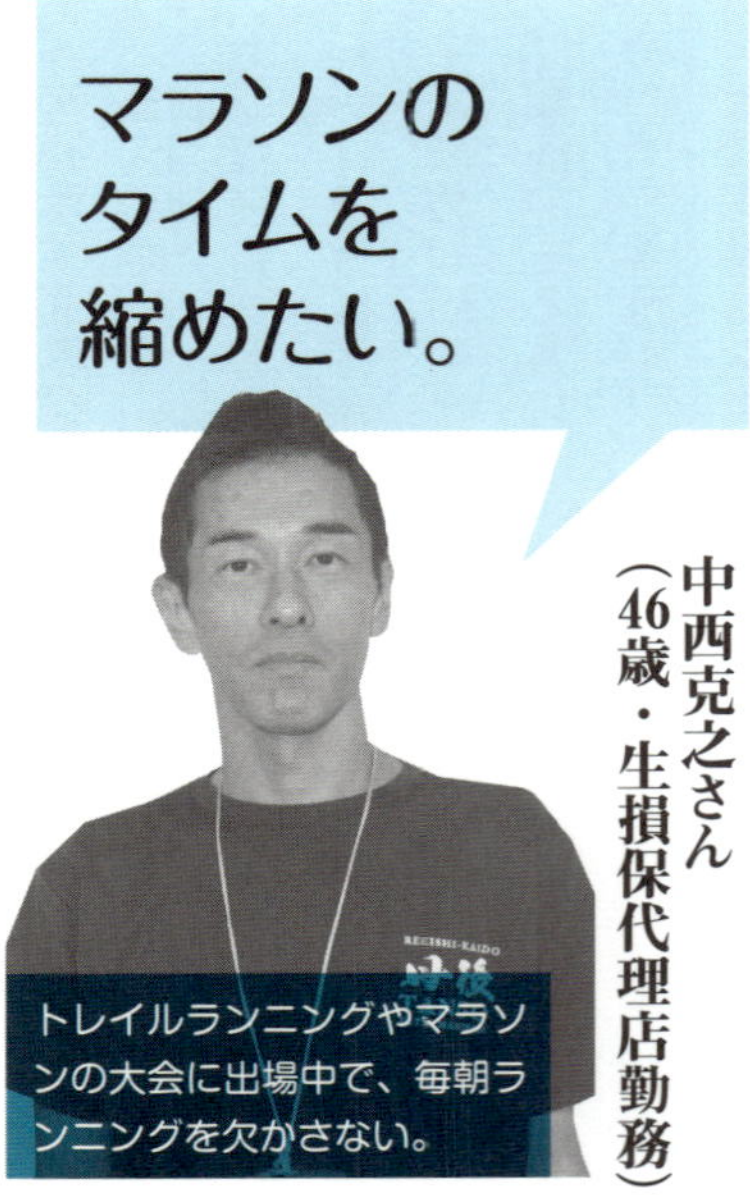

マラソンのタイムを縮めたい。
トレイルランニングやマラソンの大会に出場中で、毎朝ランニングを欠かさない。

中西克之さん（46歳・生損保代理店勤務）

実際に速読脳トレを始めると、どうなるの？ と思う人も多いと思います。そこで6人の一般社会人の方々にモニターになってもらい、1か月間、速読脳トレを試してもらいました。

今回、モニターになってくれたのは、そろそろ衰えを感じ始める40代、50代のみなさん。仕事も会社経営者から会社員、専業主婦の方までいろいろ。この方たちに速読脳トレを1か月続けていただいたのちに、どのような変化が起こったかをヒアリングしました。

それとともに速読脳トレの効果を科学的に検証するために、リハビリ医療を専門に研究する奈良学園大学保健医療学部教授の辻下守弘氏の指導のもと、速読脳トレに取り組む前と後の「脳波」と「心拍変動」を測定してもらいました。

モニターの方々に実践してもらったのは毎日1回、目のストレッチとDVDで「流れる文字」を見てもらうという2つだけ。①速読脳トレを実践する前の安静時と②初めてDVDを視聴してもらったときの脳波と心拍変動、そして③1か月続けてもらった後のDVD視聴中の脳波と心拍変動の、合計3回の数値をそれぞれ測定しました。

ヒアリングの結果、すべてのモニターの方たちが「朝すっきり目が覚めるようになった」「疲れにくくなった」「物忘れがなくなった」「仕事の効率が格段に上がった」「車の運転が楽になった」といった効果を実感しました。

また脳波と心拍変動の測定結果か

やってもらったのはこれだけ!!

★目のストレッチ
★DVDで「流れる文字」を見る

※年齢は取材当時のものです。

運動した後
体の節々が
痛くて……。

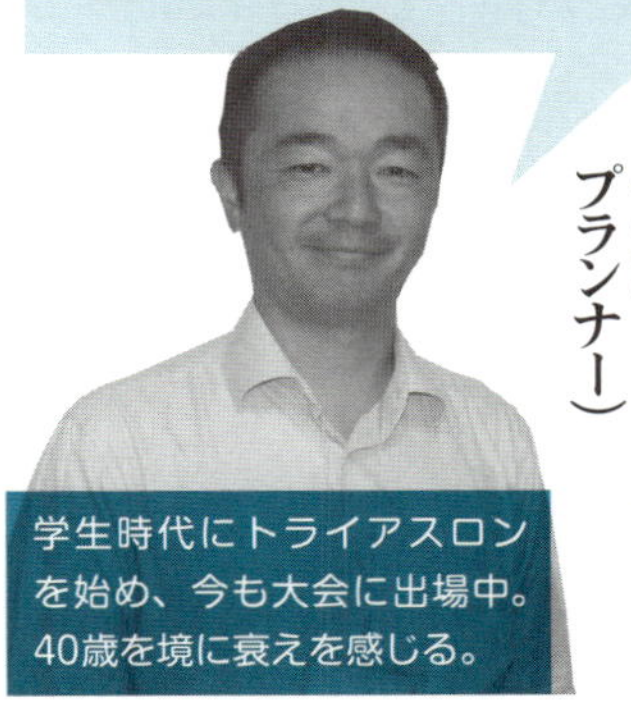

森拓哉さん
（41歳・ファイナンシャルプランナー）

学生時代にトライアスロンを始め、今も大会に出場中。40歳を境に衰えを感じる。

最近、老眼が
ひどくて……。

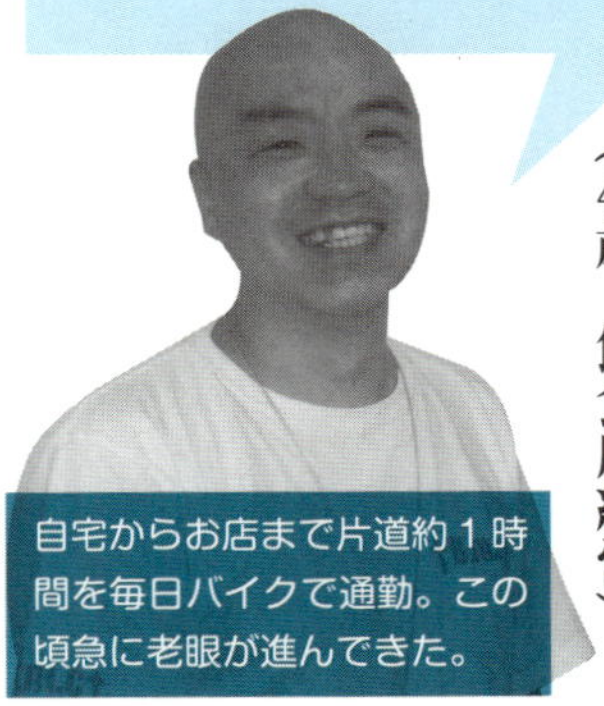

魚谷博さん
（46歳・飲食店経営）

自宅からお店まで片道約１時間を毎日バイクで通勤。この頃急に老眼が進んできた。

介護の仕事に
活かせるかな。

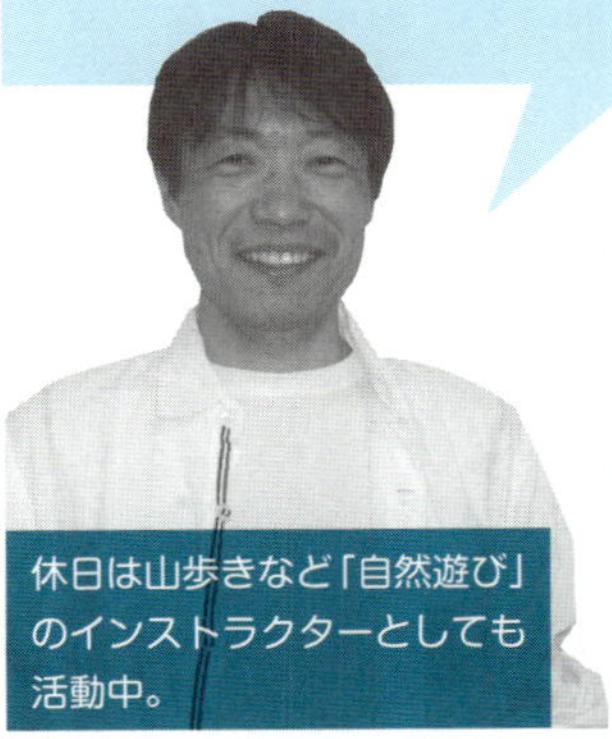

伊藤彰さん
（53歳・介護施設勤務）

休日は山歩きなど「自然遊び」のインストラクターとしても活動中。

朝がつらくて
ウダウダ
してしまう。

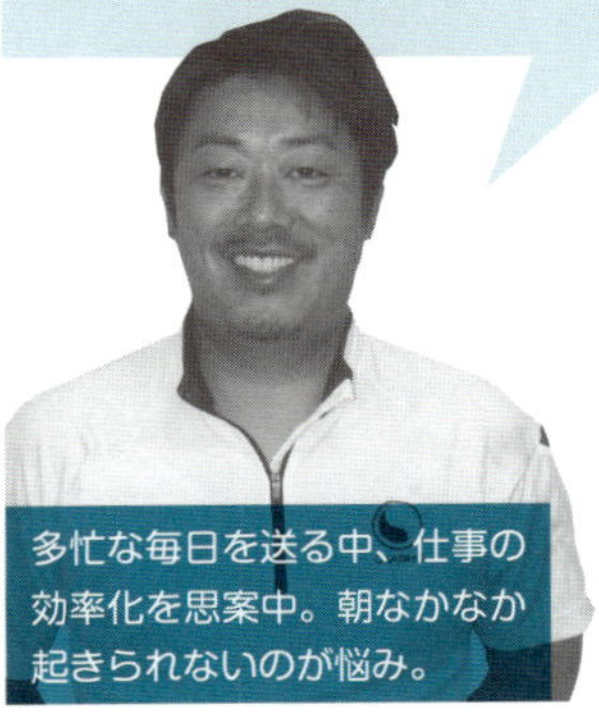

岡村剛さん
（42歳・会社経営）

多忙な毎日を送る中、仕事の効率化を思案中。朝なかなか起きられないのが悩み。

らは、個人差はあるものの、ほとんどの人の脳波が、意識が覚醒し、ものごとに集中して脳力が発揮できる状態へと変化していることがわかったのです。

さらに心拍変動の測定によってわかる自律神経の変化として、ここぞというときに交感神経が高まり、ものごとに能動的に取り組める状態になっていることもわかりました。

速読脳トレを続けることで、何かの活動をするときに本来の脳力を出しやすく、意欲的に取り組めるようになるのでしょう。

具体的にそれぞれのモニターの方たちに、どのような変化があったかを詳しく紹介します。

CASE 1
子どもに、「最近のお母さん面白くて好き」と言われました

最近、ボケてきたのかなって感じることが多くなっていたんです。睡眠を長めにとっても昼間ぼーっとするし、物忘れも多くて、冷蔵庫を開けて「何探してたんだっけ?」ということもしょっちゅう。言葉も出にくくなって、人に会うのが怖くなっていました。

それが速読脳トレを始めてしばらくすると、まず昼間ぼーっとする感じがなくなったんです。朝も、睡眠4～5時間ですっきり目覚めます。

人との会話も、話題がどんどん頭に浮かんで来て、スラスラ言葉にできるので、若いママたちとの会話にもついていけるようになりました。先日美容院に行ったら、私がよくしゃべるものだから「人が変わったみたい！」と驚かれました。最近は1冊読み通せなくなっていた本も、一気に半分くらい読めるようになったんです。先日、息子に「最近、お母さん、面白いから大好き！」って言われました。1日に数分、DVDを眺めるだけで、こんなに自分が変わるなんて、本当にビックリです。

山崎美恵さん（仮名・51歳・専業主婦）

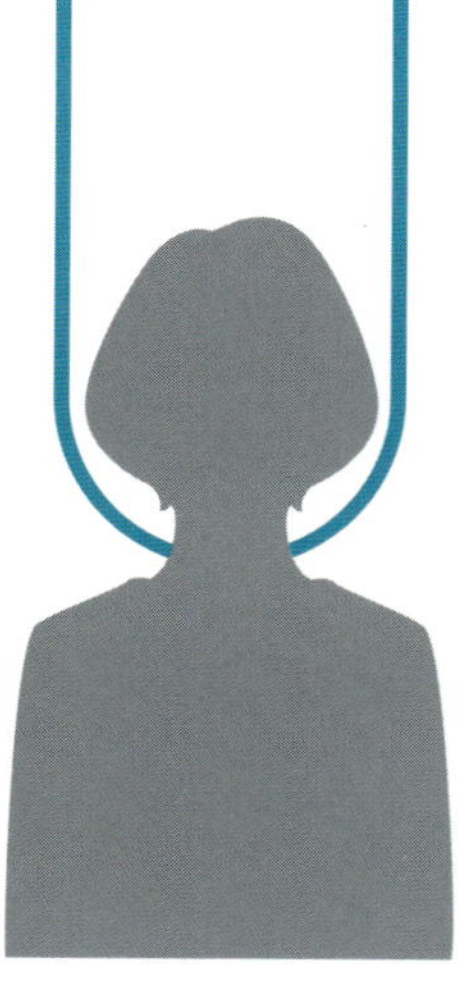

Before

- ★朝起きるのがつらい
- ★本１冊を完読できない
- ★人と会話するのが苦痛
- ★一日中ぼーっとする
- ★物覚えが悪かった

After

- ★朝すっきり目覚める
- ★本が最後まで読める
- ★人見知りせず話せる
- ★昼間も頭がすっきり
- ★物覚えがよくなった

CASE 2

フルマラソンでタイムが7分も縮まった！

中西克之さん（46歳・生損保代理店勤務）

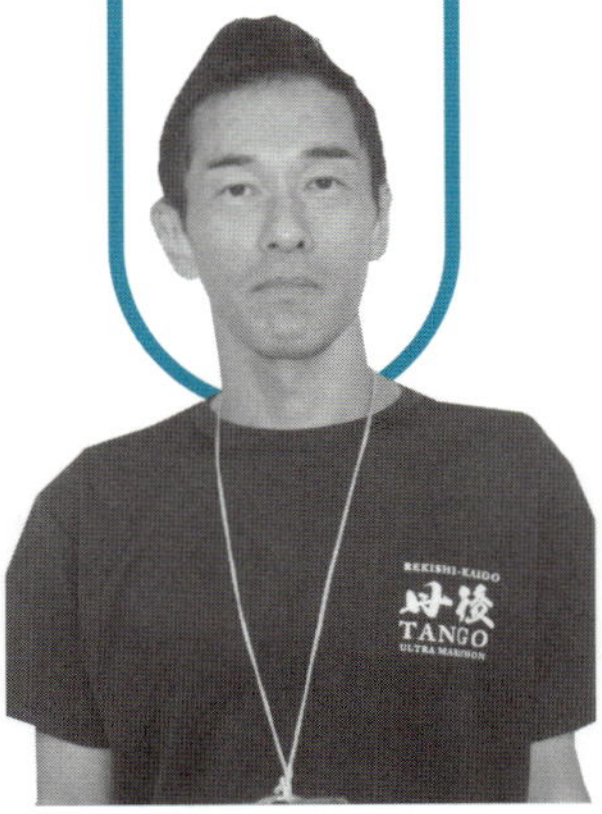

私はモニターの1か月後もずっと速読脳トレを続けていて、趣味のランニングで大きな変化がありました。今まではトレイルランでは下りは転倒が怖くて、スピードをセーブしていたのですが、今は下りでもコースが2つ、3つと瞬時に見え、コースを選びながら走れるんです。

マラソンでは、以前の自己最高記録は3時間17分33秒でした。それが速読脳トレを始めて2か月後の大会では3時間13分13秒、3か月後の大会では3時間10分35秒！　46歳で、マラソンで7分縮めるのは大変なことなんです。1か月に走った距離も増えているのに疲労感は少ない。毎週のようにマッサージに接骨院へ行っていましたが、その頻度も減りました。

仕事の面では、ちょっとした用事はメモらずに覚えられるようになりました。やるべきことが常に頭の中で整理されている感じ。それと、文章が上手くなったとほめられたんです。そんな意外な効果にも驚いてます。

Before

★５年間、マラソンのタイムが縮まらなかった

★トレイルランの下りが苦手だった

★1週間に1度は接骨院に

After

★朝ぱっと起きられるように

★大会に出るたび、マラソンのタイムが縮まる

★山で走るべきコースが瞬時にイメージできる

★接骨院通いが半分に減った

CASE 3

スポーツ後の疲れが軽減 ビジネス誌も楽に読める

森拓哉さん
（41歳・ファイナンシャルプランナー）

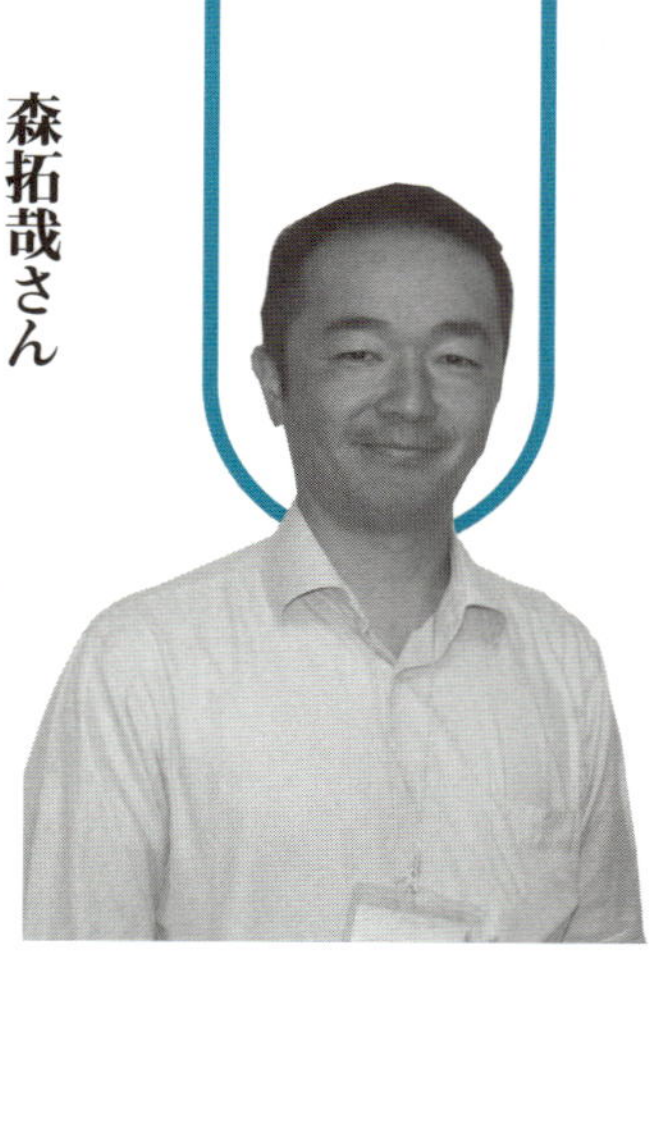

Before

★ビジネス誌を読み通すのが苦痛

★スポーツ後の疲労がとれない

DVDは朝に、1分間6000字版で見たあと、目のストレッチをするという流れで1か月続けました。ものすごい変化というわけではないのですが、いつもは真夏に体調を崩すのに、ずっと体調はよかったですね。

仕事のために毎週1冊、文字量の多いビジネス誌を読んでいるのですが、それも断然楽になりました。必要な記事とそうでないものがぱっぱと取捨選択できるので、サクサク読み進められるんです。もう1冊、読む雑誌を増やそうかと思っているところです。

私、トライアスロンをしているんですけど、40歳を境に衰えを感じるようになっていたんです。それが先日のレースで自転車に乗ったとき、ほかの選手とぶつかりそうになっても、瞬時の判断でかわしたりブレーキをかけるなど、周囲の不測の動きに機敏に対応できたんです。それに翌日は競技の疲れも、あとで飲んだお酒も残ってなかったのですけど……それがすべて速読脳トレの効果だとしたらすごいです。

After

★体調がいい

★ビジネス誌がサクサク読める

★自転車競技で身のこなしが俊敏に

★運動後の疲労が翌日に残らない

CASE 4

バイクで見える風景が鮮明に走るコースがイメージできる

魚谷博さん（46歳・飲食店経営）

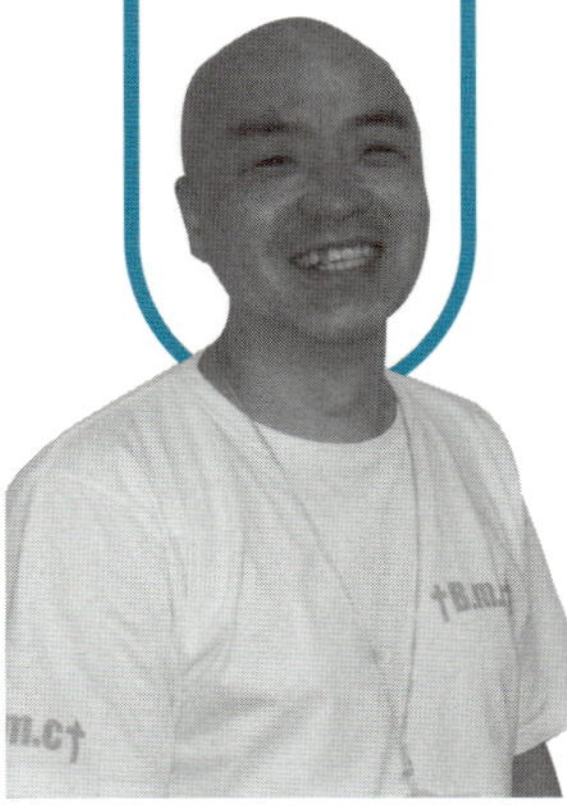

速読脳トレをやってみて明らかに変わったのは、朝起きたときですね。ぱっちりと目が覚めるようになりました。それに気づいて、途中から夜寝る前にＤＶＤを見るようにしたら、さらに気持ちよく目が覚めるようになりました。もともと寝起きは悪くないんですけど、明らかに違うんです。睡眠の質が変わったような感じです。

そのほかには、朝夕のバイク通勤が変わりましたね。僕は毎日お店まで小1時間かけてバイクで通っているんですけど、運転中に見る景色が、「パキッ！」と映るんです。この頃は老眼が進んできて、事故が怖いから運転も慎重になっていたんですけど、今は脇にいる自転車や2、3台先の車の動きまではっきり捉えられるので、恐怖心が消えましたね。しかも自分の行くコースが読めるような感覚があって、すごく運転が楽になりました。肝心の文章を読む速さは変わってないように思いますが、速読脳トレにはほかにいろんな効果があって驚いています。

Before

★寝起きはしばらくぼーっとする

★老眼が進んできた

★バイクの運転が怖くなってきた

After

★朝すっと目が覚めて、すぐに動ける

★目に映るものが鮮明に見える

★バイク通勤が楽になった

CASE 5

まるで体ごとバージョンアップしたような心地です

伊藤彰さん（53歳・介護施設勤務）

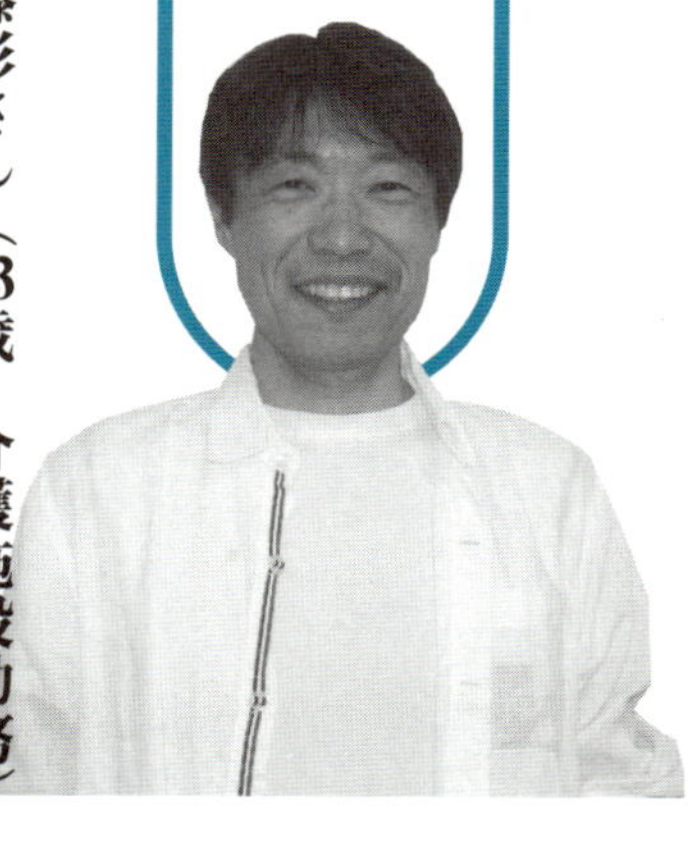

私は認知症の方をお預かりする介護施設で働いています。患者さんによって症状のレベルが違ううえ、介護の作業も食事から入浴、寝かしつけと多岐にわたっていて、決められたメニューをこなすのが精一杯でした。それが速読脳トレを始めてからは、複数の作業を同時処理できるようになったんです。

空き時間に各作業の下準備ができるようになり、作業効率が格段にアップしました。不思議なのは、どの患者さんに何が起こるのか、先読みできるようになったことなんです。何かトラブルが起こる前に対処できるので、慌てることが減り、フロア全体が落ち着きました。そのせいか以前のような疲れもなくなりました。同時に、気がついたら一スタッフだった僕が、フロアの司令塔になっていました。

まるで自分の体の情報処理能力が、バージョンアップしたような感じ。1日に数分の速読脳トレを1か月しただけでこんなに変わるとは！　今後も継続してやりたいです。

Before

★１日の作業で精一杯だった

★作業に無駄が多かった

★疲れが溜まりやすかった

After

★複数の仕事が同時処理できる

★作業に無駄がなくなった

★疲れにくくなった

★問題の先読みができる

CASE 6

1週間がこれまでの2倍に感じるほど時間感覚が変化

岡村剛さん（42歳・会社経営）

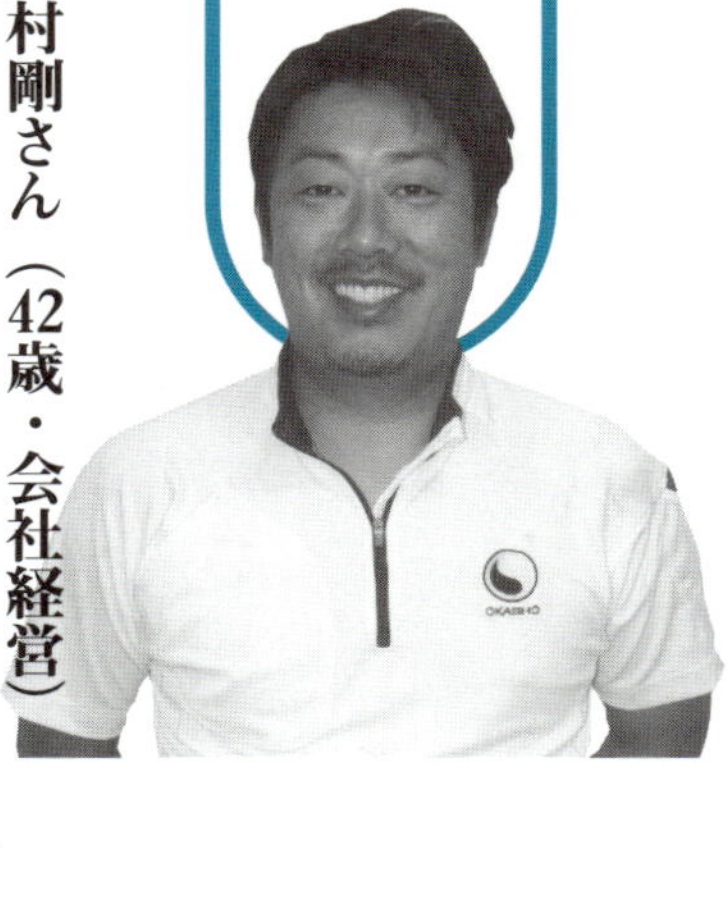

DVDは、朝起きて小学生の息子と一緒に見ていました。確かに頭の回転が速くなった感じがします。何かしながらも、常に次、次、次と先のことを考えられるんですよ。もともと思いついたらすぐやりたい性格なんで、全部を同時にできないジレンマはあるものの、結果として仕事が速くなりました。感覚としては、ひとつのことをかっちりやるより、ぱっぱと切り替えている感じ。今は他人の仕事が遅く感じます。

2週目を過ぎてからは、1週間が倍ほど長く感じるようになりました。この間も「まだ水曜日か！」とぼやいたんですけどね。その分1週間でできることが増えました。

あとは、朝が苦手でしたが、早起きになりました。しかも起きたとき、その日にやることが頭の中で整理されているんですよ。そういえば、息子がバッティングセンターで120キロの球が初めて打てたと喜んでいました。それも速読脳トレの効果なんですよね。速読脳トレの効果って幅広いですね。

Before

★朝が苦手だった

★１週間があっという間に終わっていた

After

★早起きになった

★仕事の切り替えが速い

★1週間が長く感じる

★常に先のことが考えられる

★息子は120キロの球が打てた

解説

脳がバージョンアップすれば、パフォーマンスの質が上がるのは当然です

速読脳トレを1か月間体験されたモニターの方々の体験談はいかがだったでしょうか。6人それぞれが、変化を実感していることがわかってもらえたと思います。

ただ、速読脳トレによる変化は、自分では気づきにくいもので、1か月後のヒアリングでも「ものすごく変わりました！」と最初から話してくださったのは、6人中、山崎さんと伊藤さんの2人だけ。ほかの方々は最初「そんなに変わってないと思うんですけど……」と、さほどの変化を自覚していません。

ところが「朝の目覚めはどうですか？」「お仕事でこの1か月の間に変わったことはありませんか？」「疲労の具合はいかがですか？」と、順に質問していくと、「そういえば……」と次々と思い出してくれるのです。

それは、毎日繰り返しているうちに、できることが自分にとって当たり前になっているからです。1か月前までのことを振り返ってもらうと「こんなに変わってたなんて！」と、興奮してしまうのがお決まりなのです。

まず、6人から共通して聞かれたのは、朝の目覚めが快適になったことですね。速読脳トレを受けた方の多くが感じることです。それは脳が活性化すると、睡眠の質が変わるからなのです。その結果、より少ない睡眠時間でも十分疲労がとれ、気持ちよく目覚めるようになっていきます。この点は、違いがわかりやすいので、みなさんが最初に変化として話してくれます。

疲労の回復が早いとか、疲れにくくなったといった変化を感じた人も多かったのですが、それが「速読脳トレをすると健康になる」と私が言う理由です。脳がしっかりとはたらくと、疲労も病気も回復が早くなります。

また岡村さんが、1週間が長く感じられると話していました。これも脳が活性化し情報処理能力がアップした効果ですね。同じ時間でできることが増えるので、相対的に時間の流れが遅くなったように感じるのです。

みなさんが興味深かったのは、中西さんや魚谷さんが語っていた、「走るコースがイメージできるようになっ

た」というところじゃないでしょうか。

これも脳の働き方から言えば不思議なことではないのです。視野が広がり、周囲の情報をこれまで以上に多く取り込め、その情報を素早く脳が処理できるようになるから、脳が最適なコースを瞬時に割り出すようになるのです。山道を走っていても、木の位置や坂の勾配《こうばい》、地形などが素早くキャッチできるので、余裕をもって進むコースを見極められるというわけです。

ちなみに岡村さんから「忘れ物が多くなった」という声もありました。実は、これも脳が活性化したときのひとつの反応なんです。脳の処理能力が高まると、同時に複数のことを思考したり、判断したりできるので、ひとつのことが終わったときにはもう次のことに意識が向かっているのです。

こういう場合には、行動や思考を少しゆっくりするように心がけてくださいね、とアドバイスしています。ゆっくりと動いても、ここぞというときにはちゃんとスピードが出ますから、普段はあえてペースをゆっくりに落とすことで、忘れ物はなくなると思います。格闘技の選手でも、強い選手ほど動きはゆったりと見えるでしょう？　プロ野球のホームランバッターも、構えは悠然としていますよね。あれと同じです。

１か月後の山崎さんは、表情ゆたかで頬もバラ色、まるで人が変わったかのように見えました。でもそれは性格が変わったというより、脳が活性化したことで、若い頃の感覚を取り戻したということでしょう。「年も年だし……」と、脳の衰えを許していたのかもしれません。でもそれは脳を怠けさせていただけ。脳が本来の働きをすれば、言語能力も運動能力も取り戻せるのです。

伊藤さんも、ずいぶん変化を感じたおひとりでした。介護施設のお仕事で、先にトラブルを回避できるというのも、視野が広がり、周囲の情景がよく把握でき、動きが見えるから、次に起こることが読めるようになったのでしょう。同時に複数の仕事ができ、まだ起こっていないトラブルを予想できるのは、脳が活性化した証拠。自分がバージョンアップしたようだと言っておられましたが、脳がバージョンアップすれば、当然、パフォーマンスの質もスピードも変わります。

ちなみに、魚谷さんは１か月速読脳トレをした後、トレーニングをやめてしまいました。するとその１か月後に「もとに戻ってしまった！」と自覚したそうです。運転中の視界が狭くなり、寝起きもすっきりせず……。そこでまた慌てて速読脳トレを再開したそうです。

いかがでしょうか。６人の方々がたった１か月でこれだけの変化を実感したことからも、速読脳トレの効果を理解してもらえたと思います。

検証

脳波と心拍変動から速読脳トレによる効果が実証されました!!

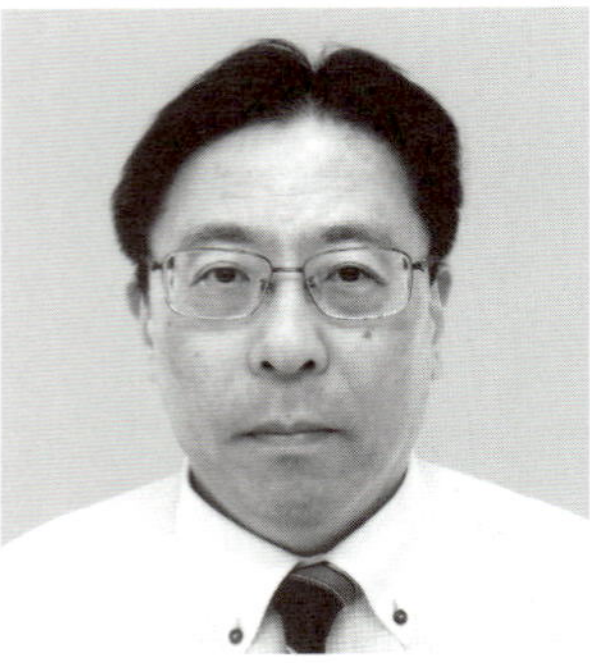

辻下守弘教授

奈良学園大学保健医療学部リハビリテーション学科長。脳波や心拍、血圧などを測定し、意識的な調節をするバイオフィードバック療法の専門家であり、リハビリテーション医療の第一人者。

速読脳トレには加齢による認知症を予防する効果があると言ってよいでしょう

速読脳トレで、脳はどのように変化をしているのでしょうか。科学的に検証するため、奈良学園大学保健医療学部教授の辻下守弘先生にご協力を仰ぎ、モニター6人の方の、速読脳トレの前と速読脳トレ中の脳波を測定しました。

脳波とは、脳がどのような活動をしているかを示すものです。眠りかけのまどろんでいるような状態をあらわすのがシータ波、リラックスしているときはアルファ波、緊張しているときはベータ波の状態だと言われています。

少し専門的な話になりますが、シータ波はゆっくり目の4～7ヘルツ、アルファ波は8～12ヘルツ、ベータ波は速めの13～30ヘルツの状態であるとされています。簡単に言うと、脳波がゆっ

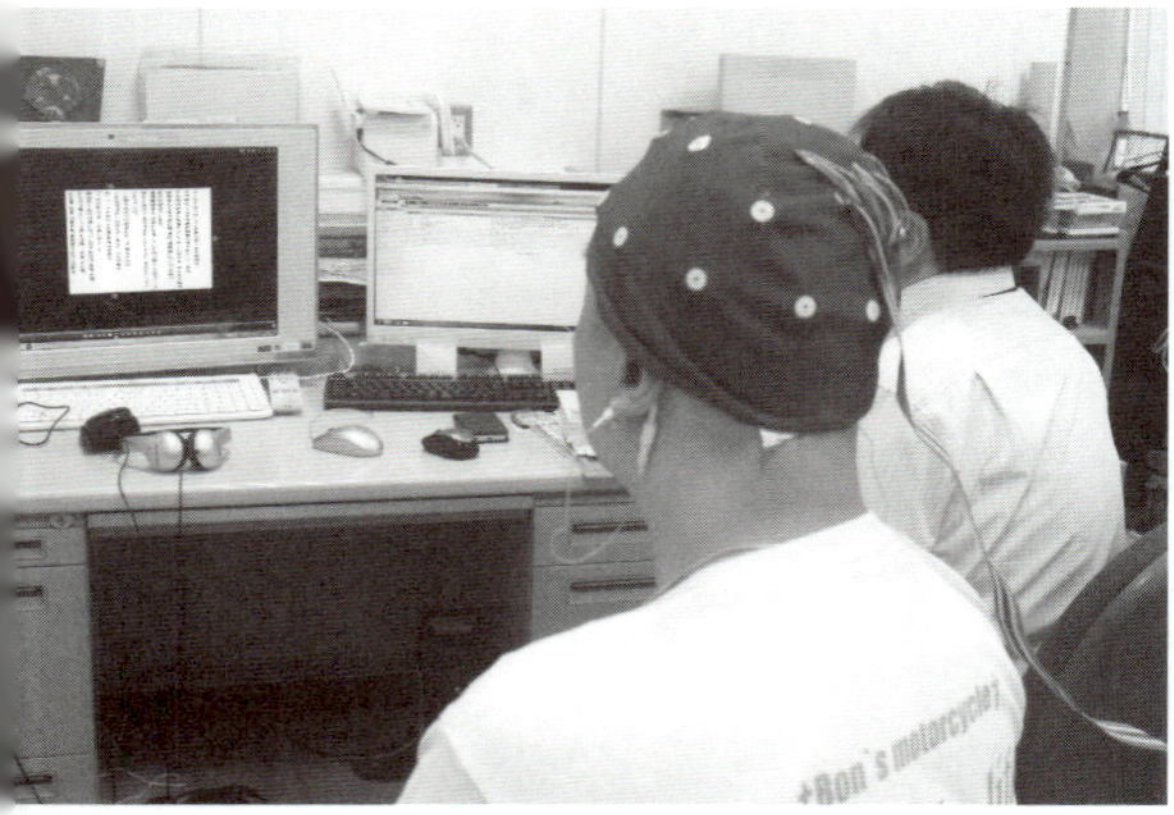

パソコンで「流れる文字を見るトレーニング」を行いながら、辻下先生の研究室にて脳波と心拍の測定。1か月後の測定のときは「上級編でも遅いと感じる」という方が多かった。

測定方法

1　速読脳トレを始める前の安静時

2　速読脳トレを始めた日のトレーニング中

3　1か月速読脳トレを継続した後の、トレーニング中

それぞれ脳波と心拍数を計測

図１

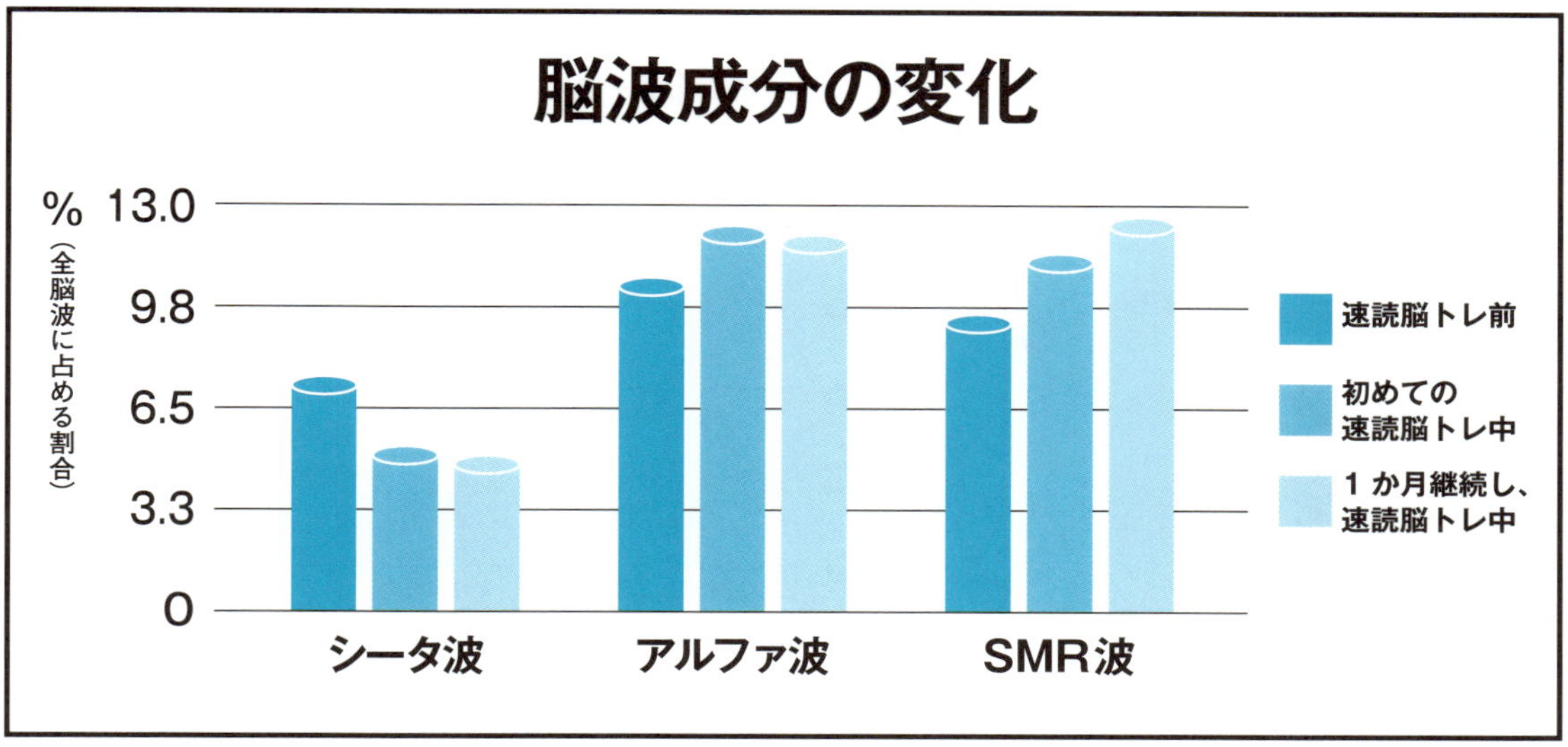

くりのときほど人はリラックスし、脳波が速いときほど緊張していることになります。

スポーツの試合のように実力を発揮しなければいけないここぞというときほど、速いベータ波が出てしまう人は多いものです。いわば極度の緊張状態ですね。そのため、集中力に欠けたり体の動きが硬くなったり、頭の中が真っ白になったりしてしまうのです。

一方、本来の実力を発揮して素晴らしい成績を出したときのアスリートの脳は、ＳＭＲ（感覚運動リズム）波という脳波が出ている状態だそうです。

「ＳＭＲ波は、アルファ波より速くベータ波よりも遅い、ちょうど境目あたりに位置する脳波で、12〜15ヘルツの状態です。つまり、適度にリラックスしながら適度に緊張感を保っているという、集中して本来の実力を発揮するには最高の状態と言えます。今回の脳波測定では、このＳＭＲ波がどのように変化しているかというところにも着目しました」（辻下先生）

モニターの方々の測定は、次の３回にわたって行いました。

①速読脳トレ前の安静時
②初めてのＤＶＤ視聴時
③１か月継続した後のＤＶＤ視聴時

その測定の結果は図１のとおりです。６人の測定データから、シータ波、アルファ波、ＳＭＲ波の平均値をとり、棒グラフにしたものです。

「脳波の変化については個人差がありますので、平均値をとって、変化の傾向を見ることにしました。そうすると、速読脳トレを継続した後はシータ波が抑えられ、反対にＳＭＲ波が活発になっていることがわかります。アルファ波にはあまり変化が見られませんでした」（辻下先生）

ＳＭＲ波の平均値の変化だけを棒グラフにしたのが次ページの図２です。

「ＳＭＲ波だけを見ると、速読脳トレを１か月継続した後は約３％増加しています。３％はＳＭＲ波全体の３分の

認知症の入り口と言われる脳波のシータ波が3割減少！

図2

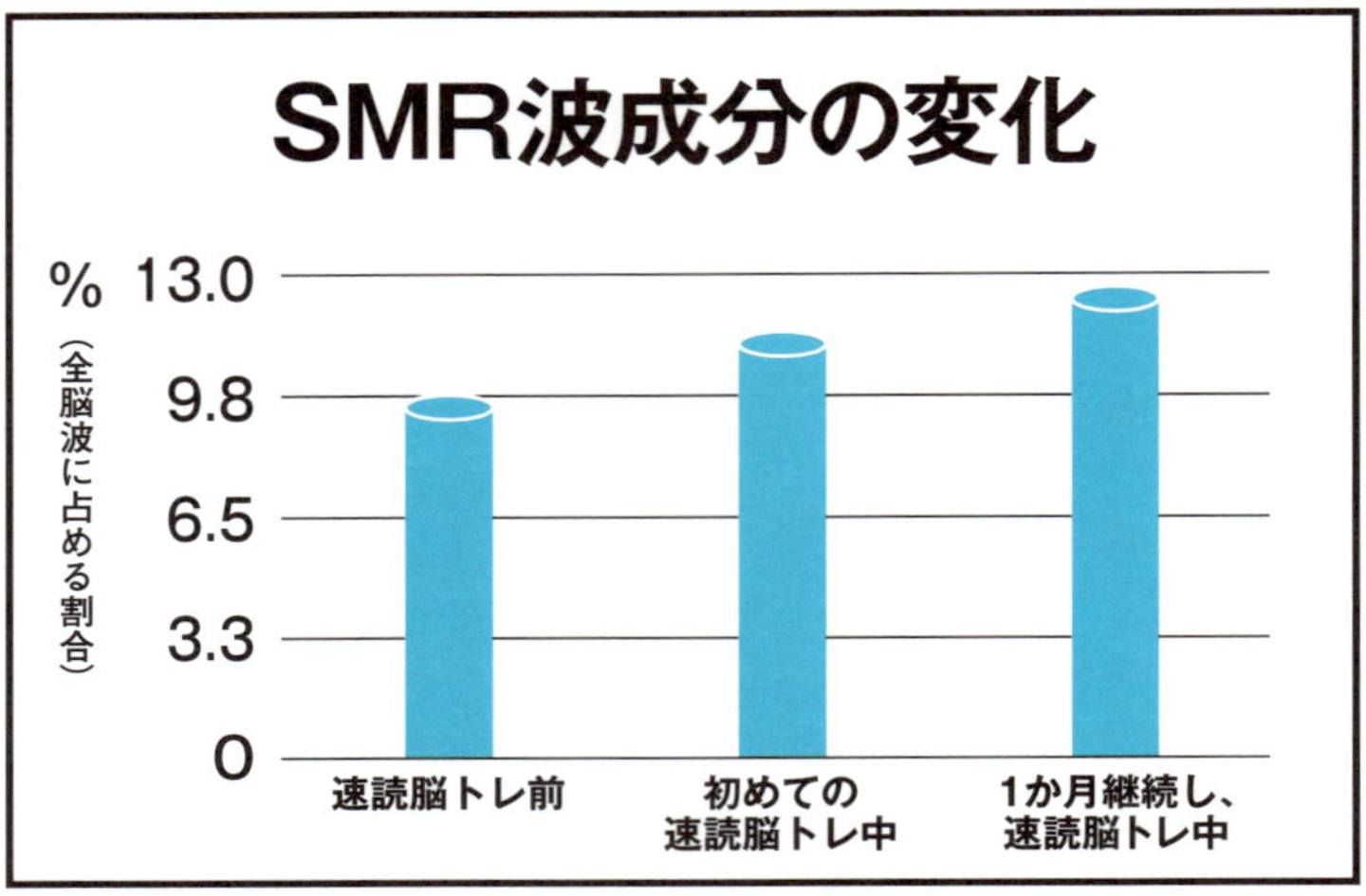

1にあたりますから、大きな変化ですね。その一方で、シータ波が3割ほど減っています。この2つの変化が同時にあらわれているということは、速読脳トレを続けると、DVDを視聴したときにすっきりと覚醒し、周囲の状況が把握できている状況で、集中してものごとに取り組めるような脳の状態になることがわかります」（辻下先生）

図3は2人の方の脳波の変化を載せています。6人の中では、岡村さんが、これらの傾向を示す典型例だったそうです（図3・上、中段）。

「岡村さんの脳波の状態を見ると、1回目に測定したときは、シータ波が脳の前半分の広範囲に高いレベルで検出されている一方、SMR波は右前方に小さく偏っている状態でした。初めてDVDを視聴した2回目の測定では、シータ波がかなりおさまって、反対にSMR波が全体に薄く広がっています。

1か月後の3回目の測定では、シータ波は局部に納まっていて、その一方でSMR波は左右の脳で高レベルに働いているというデータが検出されました。これらのデータは、岡村さんが1か月後の感想として、『仕事が次々に進むようになった』と語っていることの裏付けになっています」（辻下先生）

一方、山崎さん（図3・下段）に顕著に見られたのが、シータ波の著しい減少です。1回目の測定時は、脳の中心部から広範囲にわたって強いシータ波が広がっていたのが、3回目は左前方に局所的に見られるだけ。

「シータ波がこれだけ大きく抑えられているということは、以前に比べて、覚醒した状態で生活ができるようになったことがわかります」（辻下先生）

確かに山崎さんは、「昼間にぼーっ

図3

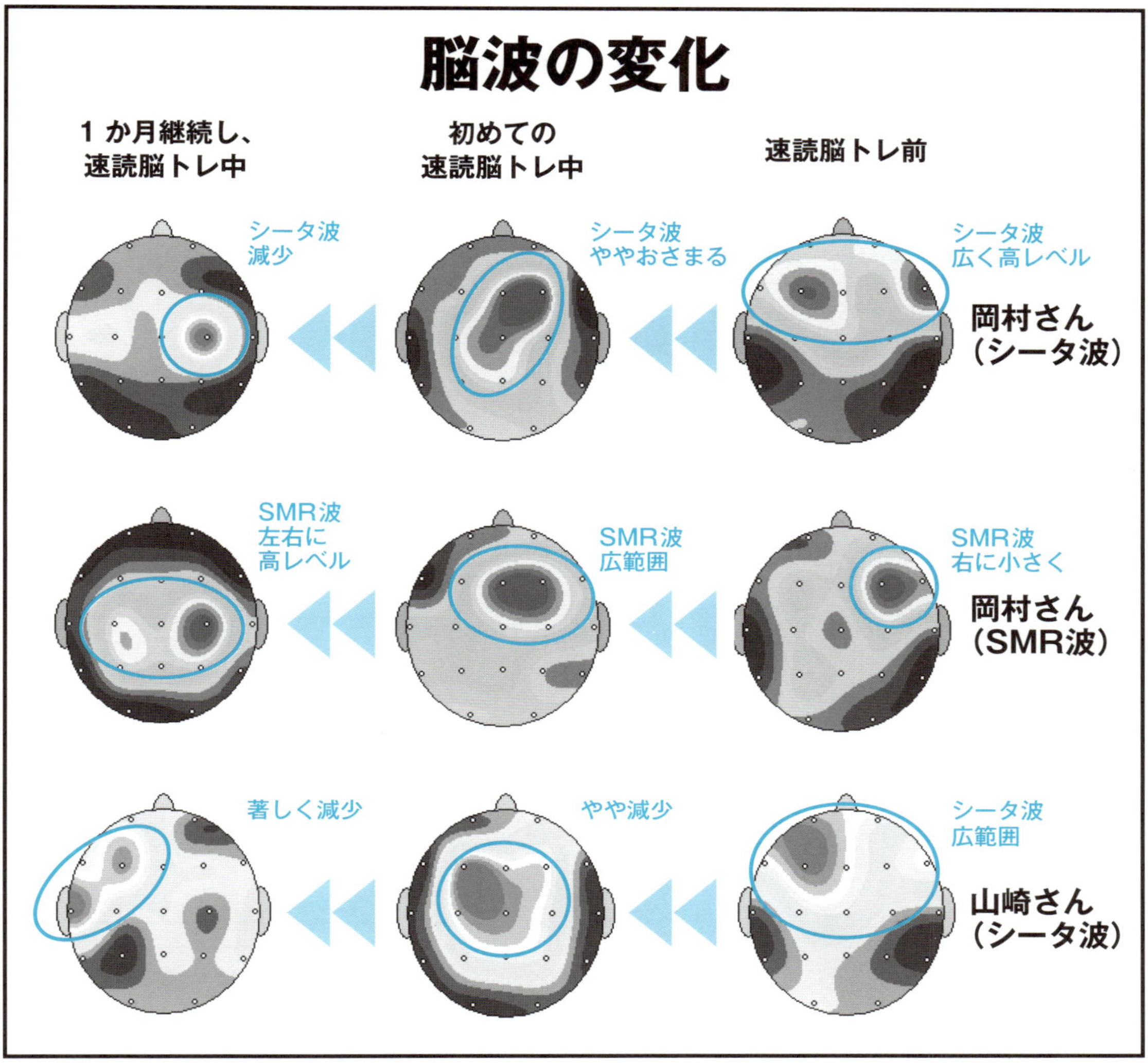

とすることがなくなり、言葉がスラスラと出てくるようになった」と、大きな違いを感じていましたが、それも脳波のデータで裏付けられていました。

「アルファ波が上昇した人や、ベータ波が上昇した人もいて、個人差はありますが、まずは速読脳トレがそれぞれの脳に影響を与えていることは確かです。それも、シータ波が減少しＳＭＲ波が高まるという変化が起こることもおおむね傾向としてはわかりました。そのことからも速読脳トレによって気分がすっきりと覚醒し、活動するには最適な脳の状態を作る効果があることは、今回の実験で明らかになったと言えます」(辻下先生)

脳波の測定と同時に、心拍変動のデータも3回にわたり測定しました。心拍変動の測定は、辻下先生とともに、奈良学園大学保健医療学部の前田吉樹先生にご協力をいただきました。

「心拍変動とは、心拍数と心電図を測定し、測定結果から『交感神経』と『副

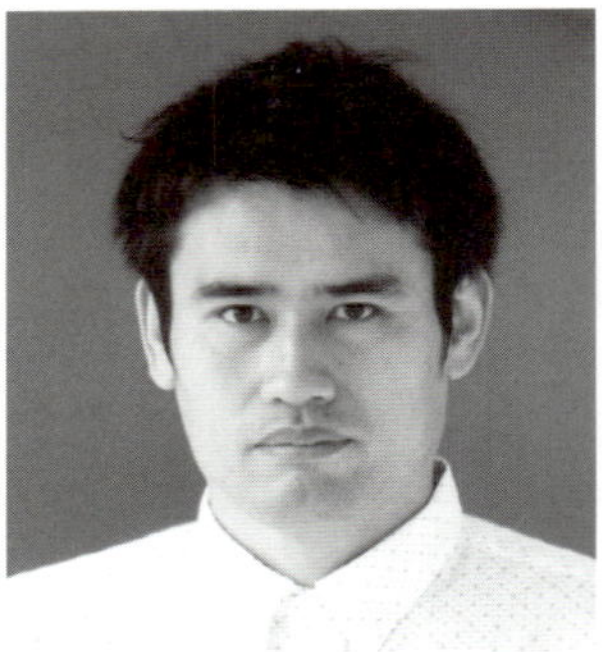

前田吉樹先生

奈良学園大学保健医療学部リハビリテーション学科講師。神戸大学・大学院修士終了後、理学療法士として病院勤務、看護士養成校の教員を経て現職。

自律神経のバランスが良い状態に近づいているのではないか

交感神経』の活動状況を見るものです。速読脳トレの前と後での変化率を割り出し、速読脳トレで自律神経がどのように変化するのかを調べるのが、心拍変動の測定の目的です」（前田先生）

自律神経とは、心臓や腸、胃などの臓器や血管など、自分の意思とは関係なく、刺激や情報に反応して、体の機能をコントロールしている神経のこと。自律神経は「交感神経」と「副交感神経」がバランスよくはたらくことによって、体内の臓器を最適な状態にコントロールしています。

「交感神経はアクセル、副交感神経はブレーキにたとえられることをご存じの人も多いのではないでしょうか。交感神経がはたらくと心拍数は増え、筋肉が硬くなって、血管は細く収縮するなど活動モードになります。仕事や家事を臨機応変にこなしたり、スポーツ時に状況に対応して素早く動くときに強くはたらきます。

反対に、副交感神経がはたらくと、血管は広がり、筋肉は緩んで休みモー

図4

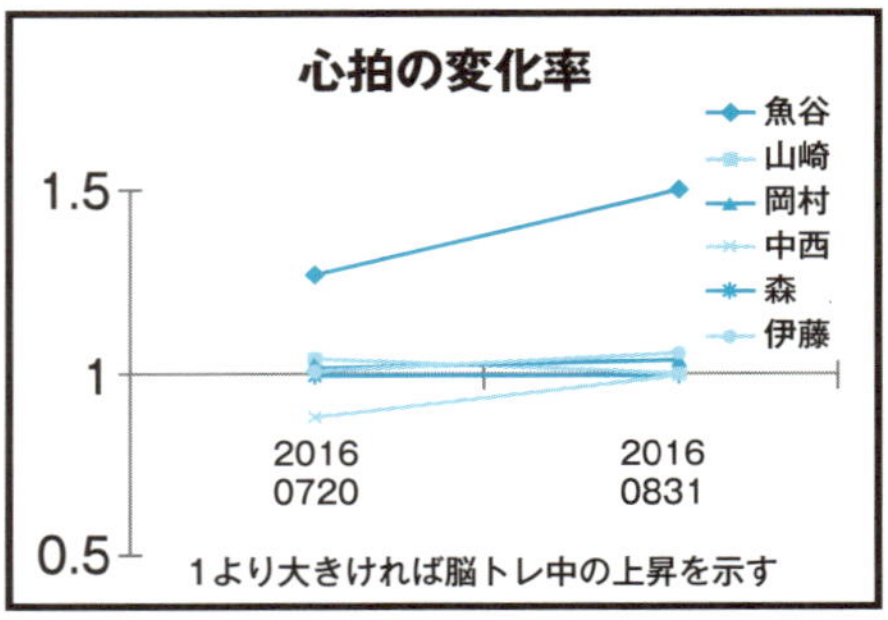

図5

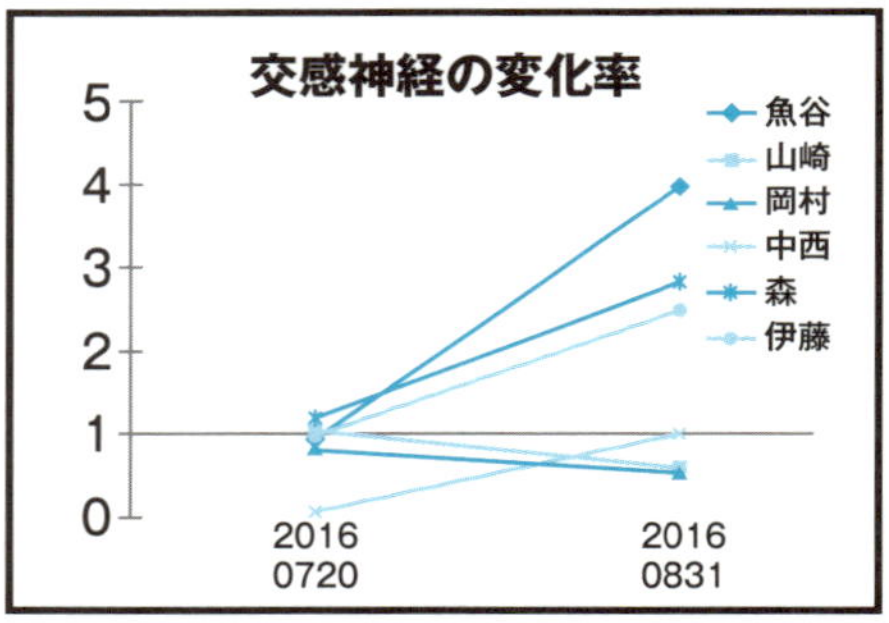

図6

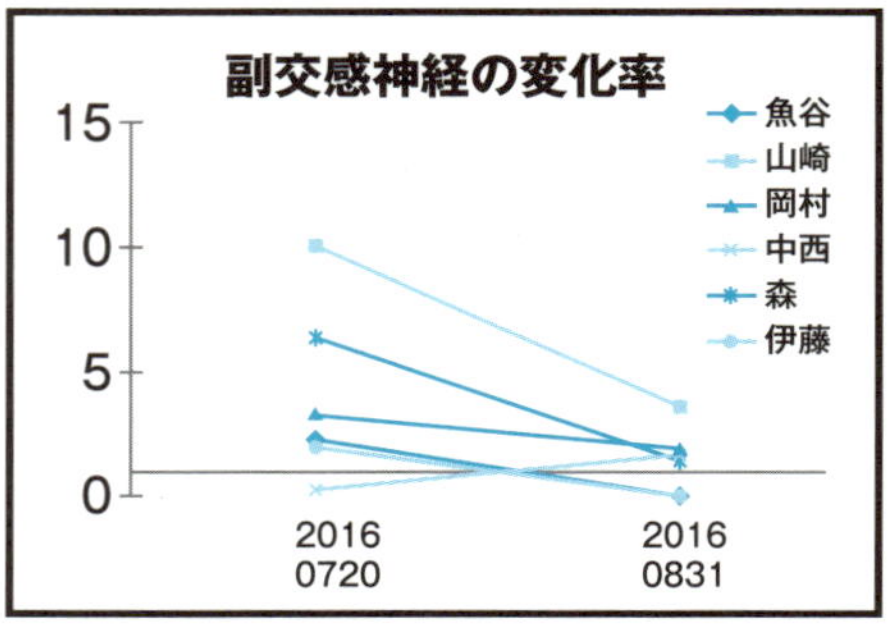

図5・6は数値が大きいほど活動も大きい

速読脳トレで頭がすっきりし覚醒した生活を送っている

ドになります。このときに体は新陳代謝や疲労の回復、ケガなどの修復を行い、元気な体に戻す作業をすることになります」（前田先生）

まず心拍数（図4）については、1人をのぞいたほかの人は、DVD視聴中（速読脳トレ中）もほぼ変わっていません。図5は、モニターそれぞれの方の「交感神経」の変動についてグラフにしたものです。

「交感神経は、速読脳トレを1か月続けると、大幅に活動が大きくなった人が4人。残り2人はほぼ横ばいの状態です」（前田先生）

一方、図6は、「副交感神経」の変動をグラフにまとめたものです。

「初めてDVDを視聴したときには、個人差はあるものの、副交感神経が高まっています。1か月速読脳トレを継続すると、その上昇の度合いは減りましたが、安静時より減ったのは1人だけで、おおむね高くなっています」（前田先生）

全体として言えることは、DVDを視聴することによって、交感神経も副交感神経も、個人差があるものの、活動が高まる傾向があること。

「自律神経は交感神経と副交感神経の活動がともに活発で、バランスよくはたらくのが良好な状態です。そういう意味では、DVDによる速読脳トレは、その状態に近づいていると言えます。また、速読脳トレを継続することで、交感神経の活動が高まる傾向が見られましたが、DVDを視聴したときに、ものごとに能動的に活動しやすい状態になっていると考えられます」（前田先生）

脳波と心拍変動のデータから、速読脳トレがもたらす「脳の活性化」について、辻下先生は次のように結論づけました。

「脳波の変化を見る限り、シータ波が減少し、SMR波が増えていますから、速読脳トレを続けると覚醒し、本来持っている能力を発揮するうえでもっとも適した状態になっていることがわかりました。

速読脳トレが介護医療の現場で認知症の改善などに効果があったことについては、シータ波の減少傾向が理由ではないかと思います。

シータ波は前に説明したとおり、人が眠りに入るときに発生する脳波ですが、これは加齢によって増すことがわかっています。意識がぼーっとして何

よほどの精神修行を積むか、医学的治療をしたかと思うほどの効果

かを集中して行うことがしづらい状態なので、認知症の入り口とも言われています。速読脳トレによってシータ波が減少するということは、加齢による認知症を予防する効果があると言えるでしょう。すでに認知症状が出ている人でも意識覚醒することで、症状が改善することは考えられます。

　ちなみにこのシータ波を３割以上、減少させるというのは、よほどの精神修行を積むか、あるいはＡＤＨＤ（注意欠陥・多動性障害）の治療用に行われるニューロフィードバック（脳に電気刺激を与える治療）による措置など、かなりの努力や治療を要する変化です。それがＤＶＤの視聴を１か月継続したことで可能になっているのですから、速読脳トレの効果は大きいと言えますね」（辻下先生）

　さらに、ＳＭＲ波が高まっているということも注目に値するそうです。

「シータ波の減少によって、感覚が覚醒しているところに加えて、ものごとに集中して取り組むには最高の脳の状態のＳＭＲ波が高まっているということから見ても、認知症に対する効果が期待できると言っていいと思います」（辻下先生）

　また、これらの脳波の変容と合わせて、心拍変動の数値を組み合わせると、その可能性はより高いと言います。

「脳が、人の活動をするうえで最適な状態に整っていると同時に、交感神経が活発になっていることからも、ここぞというときに体もスムーズに素早く動ける状態になっていることがわかります。これは、速読脳トレをしているシニアの人たちが、毎日を意欲的に過ごしていることと関連していますね。病院で認知症の患者さんたちのリハビリ効果が格段に高まるのも、患者さんの心に意欲が湧き、それにともなって体が動かせる状態になるということが原因なのではないかと思います」（辻下先生）

　ただしケガの治癒が早まったり、疲れがとれやすくなるという現象を、直接裏づけることはできませんでした。

「本来、ケガの治癒や疲労の回復は、人が休んでいるときに行われるものですから、副交感神経が活発になっていてもいいはずですが、今回の実験データでは、速読脳トレを継続することによってＤＶＤ視聴中の副交感神経が高まることはなく、むしろ減少していました。ただ初めてＤＶＤを視聴したときには副交感神経が活発になる傾向は

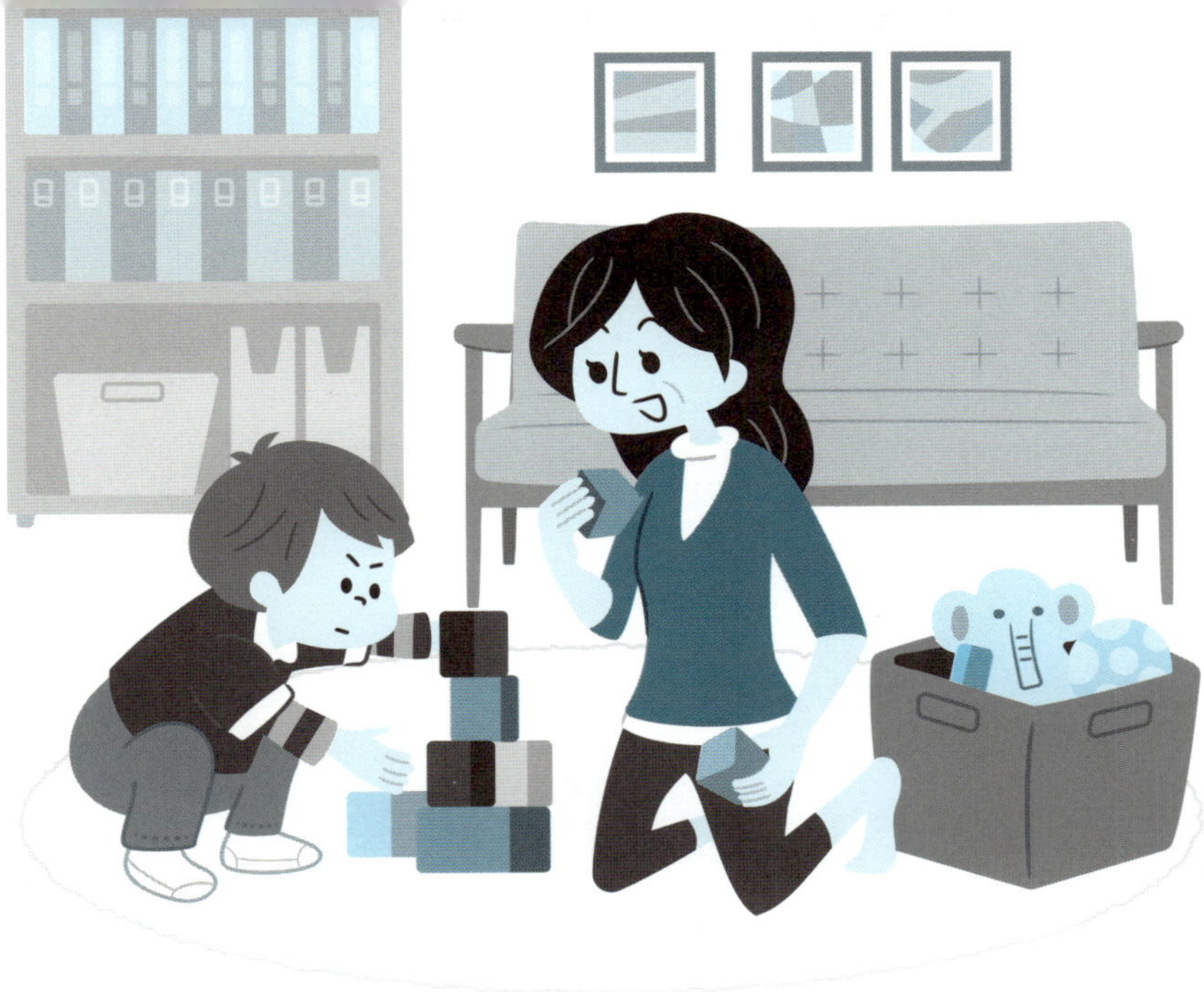

出ていましたし、全体としてＤＶＤの視聴によってプラスに終始していることからも、何かしら副交感神経を活発にする理由はあるのだろうと思います。ですが、今回の実験では、速読脳トレを継続したことで、何が副交感神経のブレーキになっているかということはわかりませんでした」（前田先生）

この件について辻下先生は、「直接の効果ではないのですが、自律神経系のバランスが良好に調整されることで免疫機能が高まった可能性はあると思います」とその関連性を示唆します。そのうえで速読脳トレと人の健康について、次のように考察しています。

「基本的にＳＭＲ波が高まる状態は、イライラや不安など心理的ストレスが緩和されている脳の状態ですから、それだけでも自律神経系のバランスをよくしていると考えられます。しかもそれぞれのモニターの人たちは、覚醒度が上がり、活動がしやすい脳と体の状態になっている。昼間はしっかり活動ができるようになったということです。昼間に活発に動けば、それだけ夜もしっかりと休めます。

実は、加齢によって、昼間の活動すべきときに活動できず、夜も眠れなくなるという悪循環が起こりやすくなります。若い人でも、昼間に勉強や仕事に集中できない人は、夜眠れないなど睡眠障害を抱えていることが少なくありません。

そういう意味で速読脳トレは、動くべきときに動き、休むときに休むという、毎日の生活にメリハリをつけることで、自律神経のバランスが整い、そのため体の免疫力が上がる効果があるのではないかと私は考えます」（辻下先生）

辻下先生はリハビリ・介護の専門家として、速読脳トレに大いに注目しています。これから先、辻下先生の研究が、速読脳トレの認知症予防・改善について、そのメカニズムを解析してくださることを期待しています。

日常でできる脳活性

ラジオを聴きながら家事や仕事をする

ラジオは目からの情報がないので、言葉だけで想像します。多くの情報を並列処理しているときのほうが、脳は活性化されます。しっかり聴かず、聴き流しでもOKです。

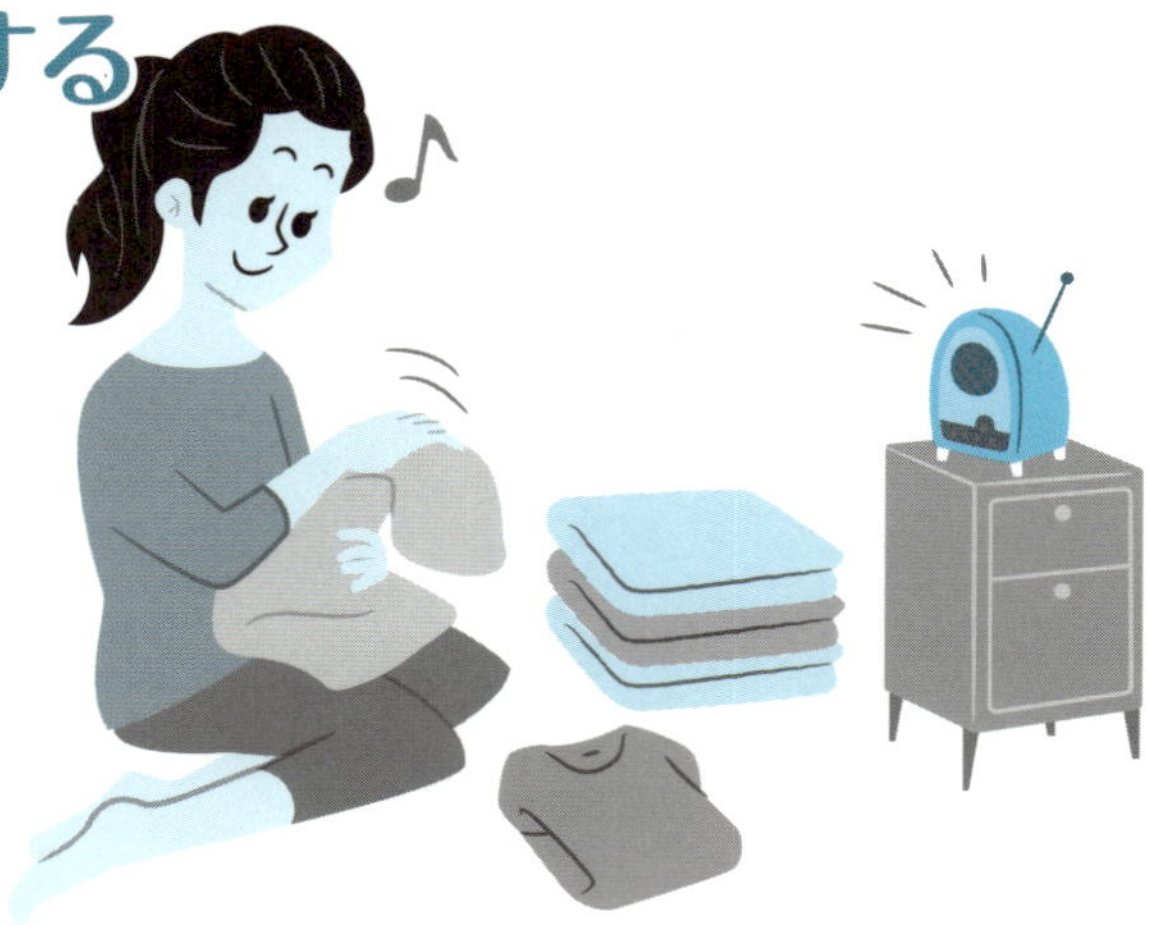

部屋の模様替えをしてみる

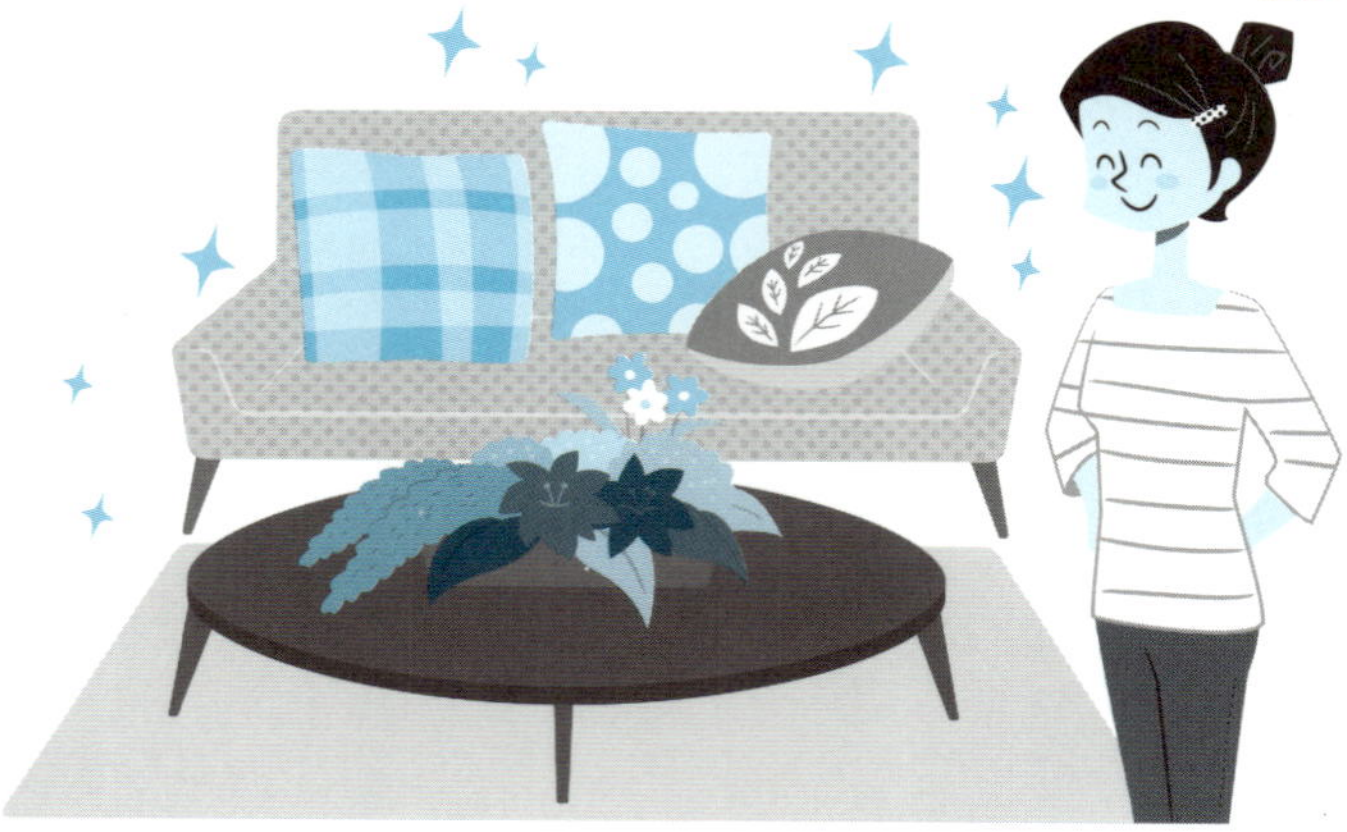

大きな家具を動かすのは大変ですから、クッションのカバーを変えたり、花を飾ってみたり。食事をするとき座る場所が決まっているなら、座る場所を変えてみるのもいいですね。

散歩のルートを変えてみる

見慣れない風景が新しい情報＝刺激となり、脳が活性化されます。いつもと違うスーパーに行ってみたり、違う駅で降りてみるのもいいと思います。

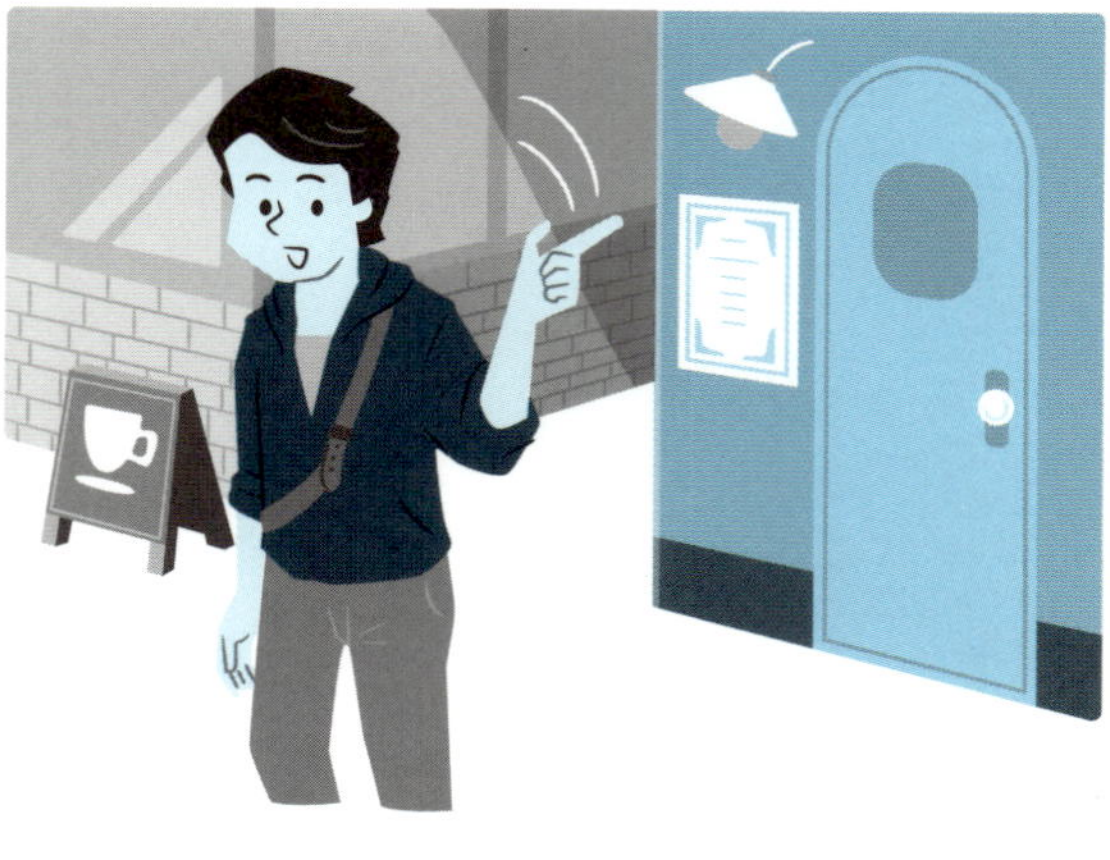

ささいな情報に気づき感動することが増える＝気分が明るくなる

行ったことのないレストランに行ってみる

散歩のルートを変えるのと同じように、新しい刺激を受け取れます。食べたことのない料理にチャレンジしてみたり、どんな調味料が使われているのか考えてみるのもおすすめ。

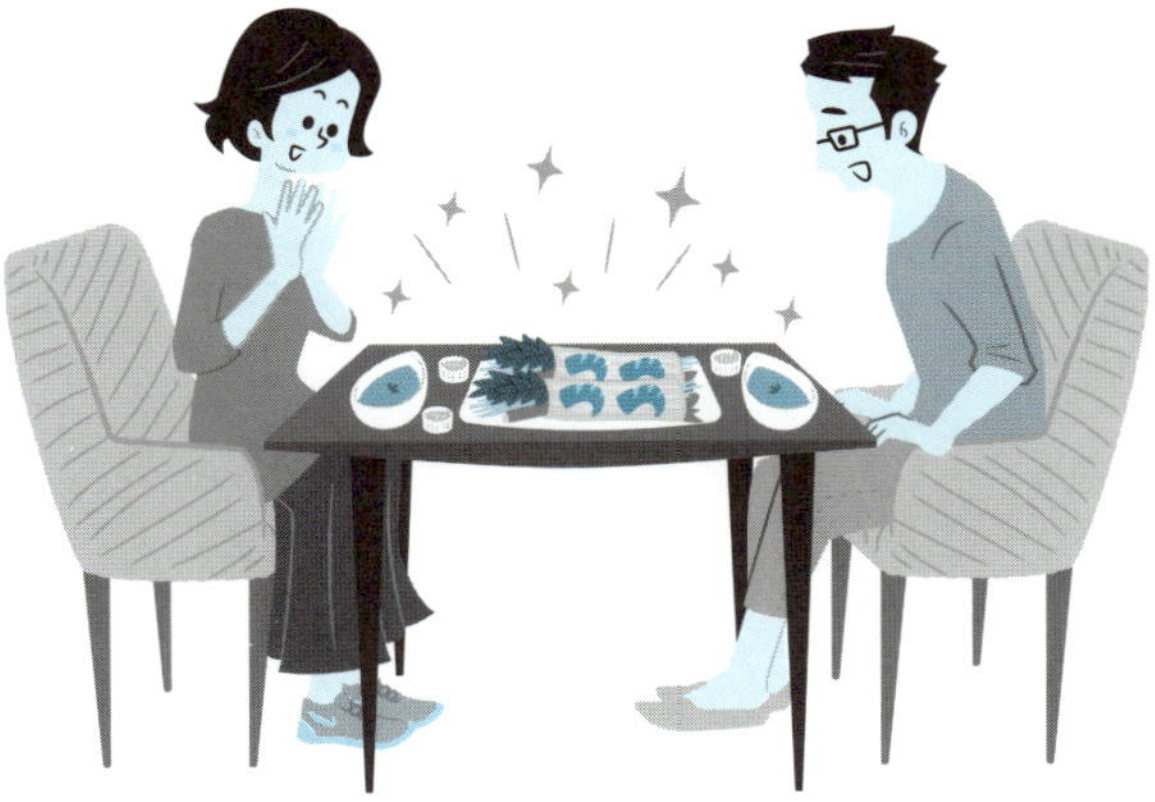

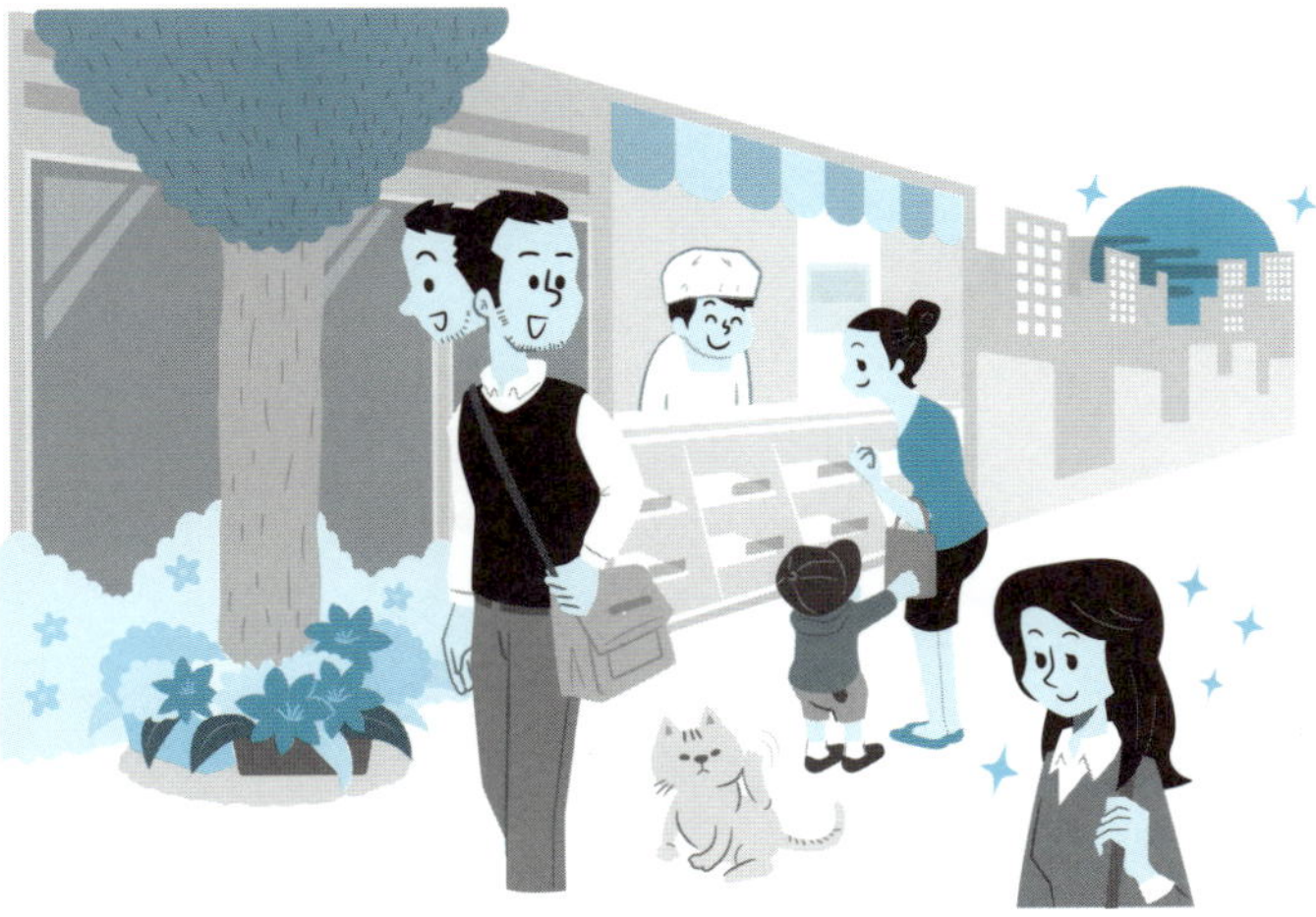

1日10回感動しましょう

家に帰る道すがらだけでも、「夕焼けがきれい」「揚げたてコロッケがいいにおい。おいしそう」「花が咲いてる。いいにおい」「かわいい猫がいる」「だだをこねてる子どもが微笑ましい」など、意識するといろんな感動があります。「おいしいね！」「すごいね！」「楽しいね！」と家族に言えば、言われた人も楽しくなりますよね。

普段と違うことが脳への刺激に！

感動のない毎日を過ごしていると、脳は刺激を受けず、怠惰になります。毎日楽しく過ごすために、意識して情報を新鮮に受け取りましょう。

　私がおすすめするのは「1日10回感動する」こと。「10個もない」と思うかもしれませんが、最初は無理矢理でいいんです。「ご飯がおいしい」「おかずがおいしい」「一口目のビールがおいしい」「2本目のビールもおいしい、すごいなー」。どうですか？　10回くらい、すぐできそうですよね？

　意図的にたくさん感動するようにしていると、受け取り力が上がります。脳が感動することを受け取りにいくようになるのです。そしてまた、感動することで脳が元気になる。そういう好循環がうまれ、何でも楽しめるようになります。

　〝感動体質〟になることが、脳活性の王道なのです。

よくある質問 Q&A

ネガティブな反応があらわれても驚かないで！

Q. 家族で始めましたが、私だけあまり効果がみられません。

A. すぐに変化が出る人も、ゆっくりの人もいます。自分の変化は感じにくいものなので、家族で変化を見つけあうのもいいと思います。最近風邪をひかない、残業が減ったみたい、腰が痛いって言わないわ、など気づかなかったことを指摘してもらえることが多いです。

Q. 忙しくてついサボってしまいます。どうすれば続けられますか？

A. トレーニングが強制になるとつまらなくなってしまいます。たまには忘れてもかまいませんし、挽回しようと思い出したとき何度もやる必要はありません。たとえ週に１回でも、長く続けることが大切です。毎日の歯磨きのように生活習慣になる工夫をしましょう。

Q. 家族も驚くほど忘れ物が多くなって困っています。

A. 脳が活性化し、意識が先へ先へ向かうので、今を飛ばして先のことを考えてしまい、忘れ物が多くなることがあります。やることが次から次へと湧いてきて焦ってしまったり、早口になることもあります。意識してゆっくり歩いたり、ゆっくり話すようにしましょう。

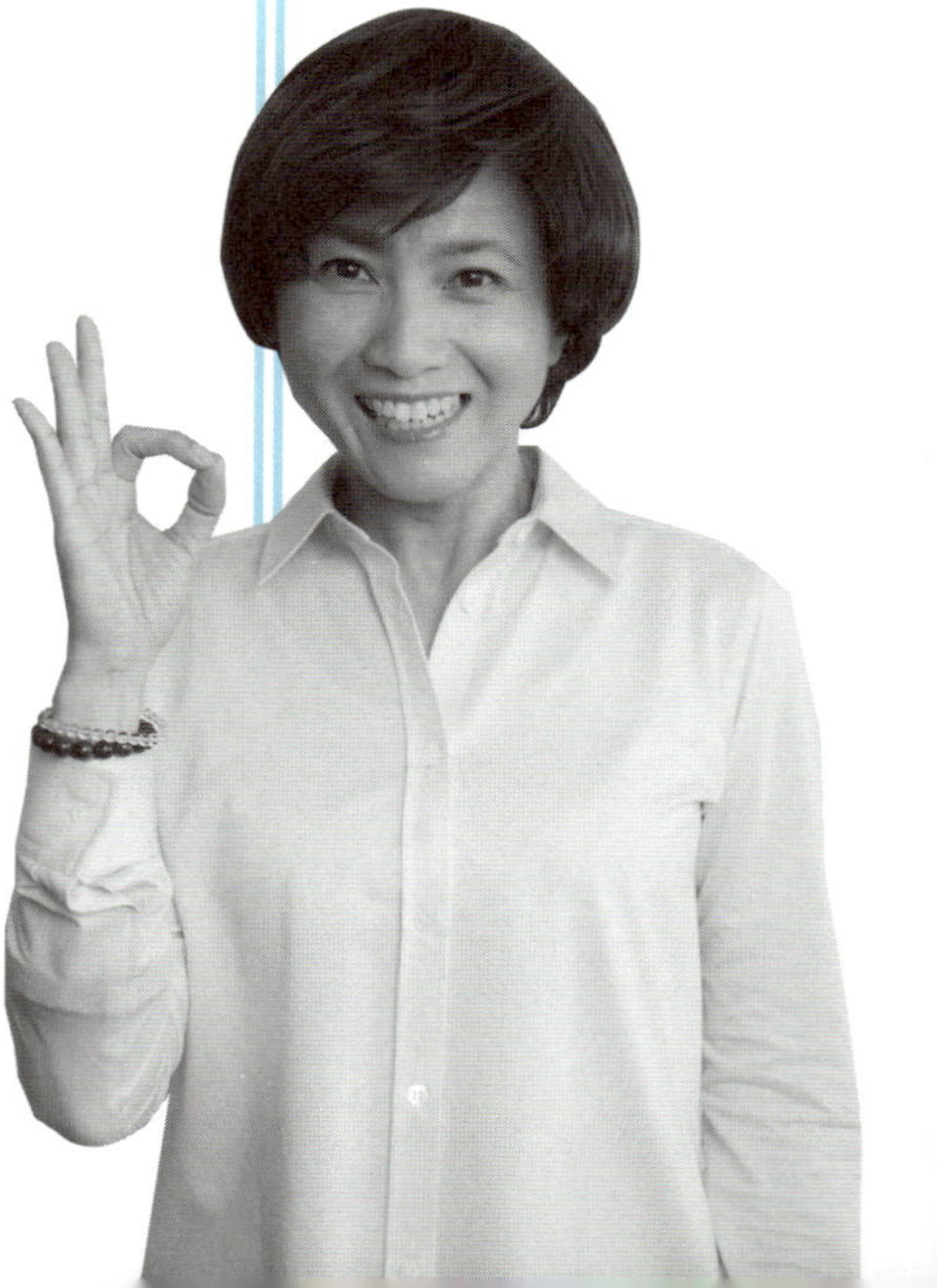

Q. 母親にやらせたいのですが、「私はまだ大丈夫」と嫌がります。

A. おしつけないで「私もやりたいから、一緒に見よう」と誘ってみてはいかがでしょう。子どもに勉強や読書をしてほしいときと同じで「やっておきなさい」と言うだけではやりませんよね。一緒に楽しんでみては。

Q. 文章を読むのは速くなったけど読み方がいい加減な気がする。

A. 普通に読もうとしているのに、目が勝手に先へ先へと行くようなら問題ありません。意識して速く読む必要はありませんが、スピードに慣れればそのうち普通に読めているように感じてきます。

Q. 慣れのせいかDVDに集中できず、別のことに気をとられます。

A. かまいません。速読脳トレは、「流れる文字を見る」トレーニングです。文字を読む必要もありませんし、違うことを考えていても、流れる文字が見えていれば、それだけで効果はありますよ。

Q. いつもより早く目が覚めてしまいます。

A. いつもより睡眠時間が短いと、ちゃんと眠れていないのか、睡眠不足かと心配されると思います。でも、目が覚めたときにすっきりしていれば大丈夫。睡眠の質がよくなったということです。睡眠は、量より質です。

あとがき

若さを保つには「あきらめない」こと

速読脳トレの仕組みと方法を知り、実際にトレーニングをしてもらったことで、「毎日がこんなに違ってくるんだ」と感じてもらえているのではないでしょうか。また体験者の姿をご覧いただき、シニア世代のヘルスケアやリハビリ医療に効果があることも、わかってもらえたことと思います。

人の活動のすべてをつかさどる脳が活性化すれば、心身を健康にする機能もパワーアップします。

私は、物忘れは高齢者特有のものだとは思っていません。高齢者の方に物忘れが多くなるのは、その生活や思考のパターンやリズムが単調になり、脳を使わない毎日になっているからだと思います。

小学生のときに忘れ物をしませんでしたか？　20代でも俳優さんの名前が思い出せなくて「ほら、あの人」と言っていませんでしたか？　それなのに、年をとると「年だから思い出せない」「年だからもうできない」と自分で決めてしまうのです。

認知症にならない、物忘れをしないための心得は、「あきらめない」ということだと思います。脳は無限の力をもっていますが、〝主人〟であるみなさんが何かをあきらめると「あ、働かないでいいんだ」と怠け始めます。小さなあきらめがひとつずつ溜まることで老いや衰えを加速させてしまうのです。そんな眠った脳を目覚めさせるには、脳を活性化しましょう。

最近、あきらめることが多くなったなと思ったら、速読脳トレを始めてください。脳が本来の力を発揮すると、意欲が湧いてきます。意欲が湧いてくると、未来に夢を描くようになります。人が夢を持って何かに取り組んでいれば、脳の機能は衰えるどころかいつまでも成長します。

速読脳トレを私がみなさんに伝えているのは、この「あきらめないこと」を知ってほしいからです。本書でご紹介したシニアクラスのみなさんや、リハビリで回復した方々も、あきらめなかったから、楽しい毎日を送っています。

今は病いに伏している人も、大ケガを負ってしまった人も、すべての人が夢をあきらめることなく、より豊かな人生を歩んでもらいたいと心から願っています。

最後に、本書をまとめるにあたって、科学的な検証を試みてくださった奈良学園大学の辻下守弘先生、前田吉樹先生、取材にご協力いただいた速読脳トレのシニア教室の生徒のみなさま、モニターとなってくださった社会人のみなさま、そして作業療法士の川上喜広さんほか、数多くの方々にご協力をいただきました。心よりお礼を申し上げます。

２０２５年１月　呉　真由美

1日5分動画を見るだけ！
認知症予防 速読脳トレ®

著者／呉 真由美
検証／奈良学園大学　辻下守弘教授

発行日　2025年2月6日 初版第1刷発行

取材・構成／大島七々三　高橋健太

著者撮影／林 紘輝（扶桑社）

DVD製作／共同テレビジョン
プロデューサー……河本義生
ディレクター……漆原健紘
ナレーター……ふじたたまこ
制作協力……クロースタジオ

イラスト／フクイヒロシ

ブックデザイン&DTP／影山聡子

協力／奈良学園大学

発行者／秋尾弘史

発行所／株式会社扶桑社
〒105-8070　東京都港区海岸1-2-20　汐留ビルディング
電話 03-5843-8843（編集）03-5843-8143（メールセンター）
www.fusosha.co.jp

印刷・製本／株式会社広済堂ネクスト

本書で紹介した事例はすべて実話ですが、速読脳トレの効果を保証するものではありません

ISBN 978-4-594-09995-4